重村 宏／西島本周二：監修

クラウン・ブリッジ
プラクティカル・デンタルテクノロジー

－日常臨床での基本の重要性とその見直し－

河村雅広／西川　徹／嶋内孝昌／利穂幸司／岸本俊也／河田登美男
今西正史／元木雅之／金井武敬／黒木利実／大滝高志／長野さゆり
梁本時君／清水明夫／新　貴史／魚住良一／山口　耕／田中秀武／松山和也：著

クインテッセンス出版株式会社
Tokyo, Berlin, Chicago, London, Paris, Barcelona, São Paulo,
New Delhi, Moscow, Prague, Warsaw, and Istanbul　2002

発刊によせて

　現代の歯科補綴は、高まる患者の要求に応えるために、より高度化し先端化の道を歩もうとしている。そこには単に患者の要望のみならず、業界として停滞した旧来の枠を破って新しい補綴市場を開拓しなければならないという理由が存在するようにも見える。時代は、キャスタブルセラミックスやCAD/CAMやエレクトロフォーミングなど、先端技術の可能性を模索している。ここでわれわれ補綴臨床家が留意しておかなければならない2つの視点があると思う。1つは次代を開拓していく先端技術への勇気ある取り組み、2つには時代の変遷にも耐えて生き残っていく基幹となる技術を深化させるための地道な取り組みではないだろうか。

　本書は、われわれのスタディグループ「大阪歯科技工談話会」によって1999年7月より「QDT」誌に連載された論を改訂・再編集したものである。この会では、全会員がテーマを決め、研究・研鑽してきた内容を発表する形式を採っている。内容的には、臨床に基づいた基礎研究や、他論文・新商品の検証、臨床提示など多岐にわたる。そこでの忌憚のない議論を経て、より客観的で有効な論理や技術を各会員の財産として共有することを目的としている。本書では、その中でも比較的地道な取り組みである「キャストクラウン」の製作をテーマとした論が各会員によって展開されている。もうすでに語り尽くされていると思われる内容であっても、その細かなステップにおいてはまだまだ極められてはいない部分が多く存在する。そのひとつひとつを大切にし、また固定観念に囚われずに再評価したとき、完成した「キャストクラウン」は次元の異なる補綴物として生まれ変わる可能性がある。つまり同じ補綴物であっても、その評価は天と地ほどの差を生じることも事実なのである。本書はあくまでも「キャストクラウン」に絞った内容であるが、その中でいくつかの有効な技術的情報を提供することはできると思う。さらには、ひとつひとつの技術を深く耕していこうとする姿勢を示すことができれば幸いである。そして、多くの患者に、より良質な補綴物がもたらされ、結果としてより多くの歯科技工士がその恩恵を賜られんことを願ってやまない。

　本書を完成させるにあたって、多くの歯科医師の方々や歯科衛生士・歯科助手の方々の協力を賜りましたことを深く感謝いたします。

平成14年5月

大阪歯科技工談話会
Japan Prosthetic Dental Laboratory
重村　宏

監修者・著者一覧

監修者
　重村　宏　　Japan Prosthetic Dental Laboratory
　西島本周二　Wans project

著　者
第1章　印象採得
　河村雅広　　(有)KS Dental Laboratory
　西川　徹　　(有)KS Dental Laboratory
　嶋内孝昌　　貴成デンタルラボラトリー

第2章　作業用模型
　利穂幸司　　小室歯科 天王寺診療所
　岸本俊也　　(株)デンタル アルファ
　河田登美男　(株)デンタル アルファ

第3章　ワックスアップ(外形)
　今西正史　　(株)ジャパンデンタル・サービス
　元木雅之　　テクノ・モトックス
　金井武敬　　(有)トゥルンクス・デンタル・クラフト

第4章　ワックスマージン調整
　黒木利実　　(有)KS Dental Laboratory
　大滝高志　　(有)KS Dental Laboratory
　長野さゆり

第5章　埋没・鋳造
　梁本時君　　須田歯科医院
　清水明夫　　A's Dental Laboratory
　新　貴史　　オッセオインテグレーションインプラントセンター・川村歯科
　魚住良一　　魚住デンタルラボラトリー

第6章　研磨・完成
　山口　耕　　オフィスキューブ
　田中秀武　　ナチュラル デンタル ラボラトリー
　松山和也　　まつやま歯研

目次

第1章　印象採得―修復・補綴システムの出発点―
トレー（本印象用として）*8*／マイクロスコープを用いての印象チェック *12*／修正か再印象か *17*

第2章　作業用模型―補綴システムの基礎―
模型法 *31*／ダウエルピン法の利点と欠点 *31*／ダウエルピン法の問題点 *32*／ダウエルピン法の精度を向上させるために（改良型可撤式模型法＝JIADS式模型法）*32*／石膏の注入 *35*／作業用模型製作の前準備 *35*／作業用模型の製作過程 *37*

第3章　ワックスアップ（外形）―三次元空間へのいざない―
ワックスの利点・欠点 *45*／ワックスアップを行なううえでの問題点 *45*／ワックスの使い分け *48*／作業工程 *50*／隣接コンタクトの最終調整 *55*／ワックスパターンの最終仕上げ *57*

第4章　ワックスマージン調整―ワックスに秘められた可能性―
適合の意義 *62*／適合の目標 *63*／接着性レジンセメント *63*／マイクロスコープ（実体顕微鏡）の使用 *66*／適切なワックスマージン調整のための要素 *67*／マージンを合わせる手順 *72*

第5章　埋没・鋳造―忠実なる再現性を求めて―
埋没 *78*／遠心鋳造による鋳造効率 *85*／真空加圧鋳造の鋳造巣 *91*

第6章　研磨・完成―最終調整の意味―
最終調整の目的 *102*／掘り出し *103*／酸処理 *104*／サンドブラスト処理 *106*／内面調整 Part1 *108*／最終（表面、艶出し）研磨 *109*／内面調整 Part2 *112*

第1章

■印象採得

河村雅広／西川 徹／嶋内孝昌

印象採得
—修復・補綴システムの出発点—

はじめに
　われわれ歯科技工士の携わる歯科医療の中で、補綴治療は重要な位置を占めている。しかし補綴物の長期にわたる予後を考えるうえで、過去よりその評価が高まっているかと言えば、決してそうではないのが実状ではないだろうか。また限られた時間と経費の中で、歯科技工士として補綴物の質の向上を図るためには何ができるか、ということを考えてみたい。
　本章のテーマである「印象採得」については、間接補綴法でのもっとも重要なステップとも言える。チェアサイドにおいて根拠のある正確な印象が存在してこそ、適合の良い補綴物作製の可能性が生まれ、また立ち上がりの形態(エマージェンスプロファイル)に影響を与え、さらには咬合や審美へと補綴物の具備すべき要件を拡大していくことが可能となると思われる。
　印象採得や支台歯形成は、歯科技工士として直接関与することが困難なことではあるが、補綴物を作製する側からの注意するべき点や、チェアサイドに対しての提言も含めて述べてみたい。

I. トレー (本印象用として)
　印象採得にあたって使用されるトレーは、印象材の種類やその目的によって異なる。大きく分けると既製のトレーを用いる場合と、レジン製の個人トレーを用いる場合が多い。

1. 既製トレー
●リムロックトレー：トレー本体が比較的堅牢に作製されているため、口腔内より印象を撤去する際にトレーの変形が少ない。寒天‐アルジネート印象材を使用するときはトレーの保持孔のみでは維持が弱く、接着剤の塗布が必要となる (*図1・1*)。

●網トレー：歯列に合わせて形状を微調整できるが、その反面強度的に弱く、印象撤去時に変形の可能性があり、精度的に不安が残る（**図1-2a〜b**）。

2．個人トレー

強度・印象材の量のバランスに優れるが、欠点として、トレーの作製に時間とコストがかかる（**図1-3**）。

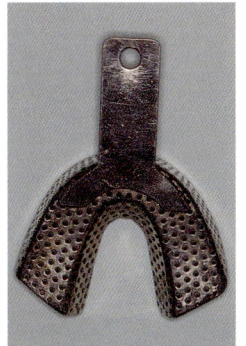

図1-1 リムロックトレー。

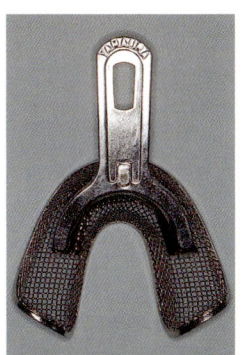

図1-2a, b **a**：網トレー。**b**：外力で容易に変形してしまう網トレーの使用は印象の変形につながるので、できれば控えたい。また、破損（矢印）も少なくない。a|b

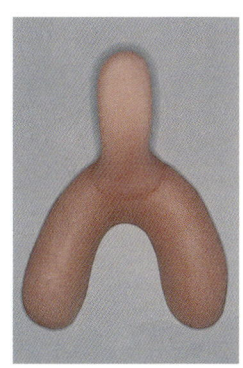

図1-3 レジン製の個人トレー。

●**検証1**

◎個人トレーの厚みとたわみの関係

厚さが約1mmと約3mmの2種類の個人トレーを作製し、手圧によるたわみの状態を調べてみた（**図1-4a〜c**）。

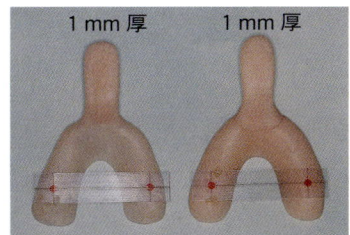

図1-4a 左は約1mm厚、右は約3mm厚。両トレーとも定点間は50mmに設定し、手で握るように側方圧を与え、トレーの厚みの違いによる変形量を比較する。なお厳密ではないが、2本の指での手圧を計測したところ、最大で約10kgであった。

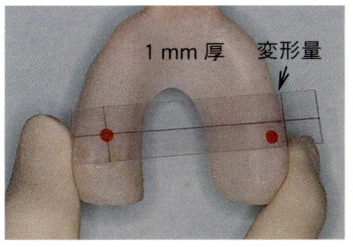

図1-4b 図のように、1mm厚では少し力を加えただけで大きく変形する。この厚みでは、印象採得および撤去時に加わる力によって容易に変形すると思われ、精度の高い印象は望めない。

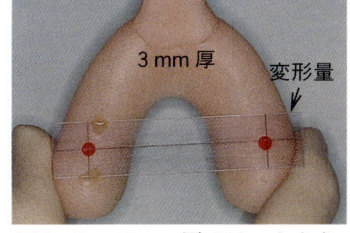

図1-4c 3mm厚では、かなり力を加えてもほとんど変形しない。やはり最低2.5〜3.0mmぐらいの厚みは確保したほうが良いと思われる。しかし、これ以上厚くすると口腔内での違和感が強くなりうるので、この程度の厚みが妥当ではないだろうか。

| 理想 | ゴム系印象材を使うには、堅牢な個人トレーを使用したい。 |

● **既製トレー使用時の問題点**

　シリコーン系やポリサルファイド系印象材においては、印象材の量のコントロールや変形に対する安全性などを考えても、個人トレーを作製して印象に用いることのほうが良いのは当然である。しかし、診療所によってはそれも果たせないときもあり、既製トレーを使用されることのほうが多いのではないだろうか。

　既製トレーを用いてシリコーン印象を行なう場合、通常「パテタイプ」と呼ばれる硬い印象を一次印象とし、二次印象のための十分なスペースをトリミングなどで確保した後、「インジェクションタイプ」を用いて細部の印象を採り、一次印象されたトレーで圧接し連合印象とする方法を用いる。このとき問題として、

①一次印象と二次印象との不調和（**図1-5**）
②リバウンドの発生（**図1-6**）
③フレアーの発生（**図1-7**）
などが挙げられる。

　これらは、一次印象時のトリミング不足などにより、歯列に調和したトレーが形成されていないために起こると考えられる。

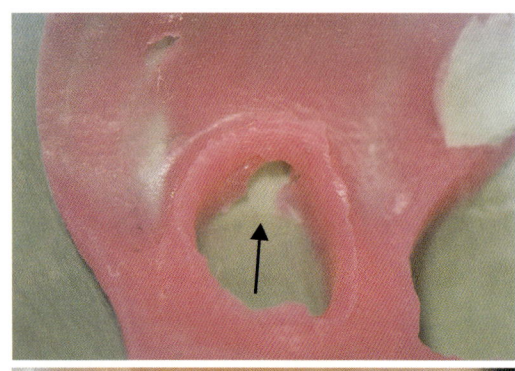

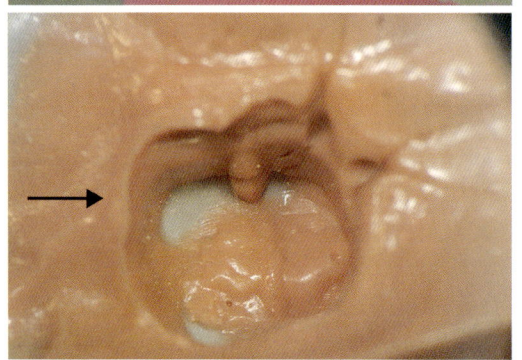

図1-5　シリコーン印象材での一次印象と二次印象との不調和。
図1-6　支台歯咬合面に、一次印象が露出してしまっている。
図1-7　支台歯軸面から歯頸部にかけて、フレアーが発生している。

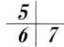

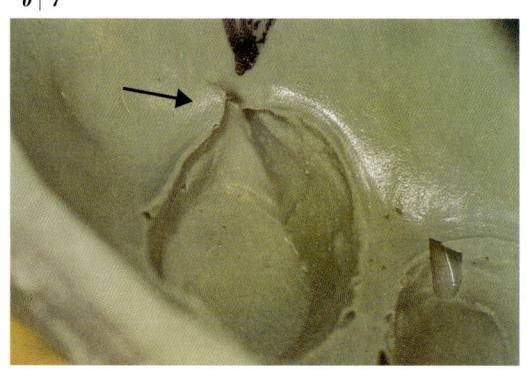

チェアサイドへの提言①

◎2回法の印象を確実なものにするための一次印象の処理

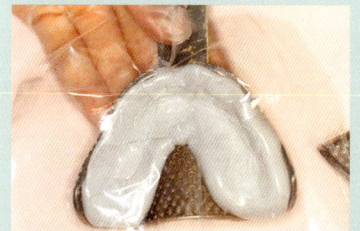
図1-8a 既製トレーにパテタイプの印象材を盛り、ビニールシートや濡らしたガーゼなどを歯列との間に介して圧接する。

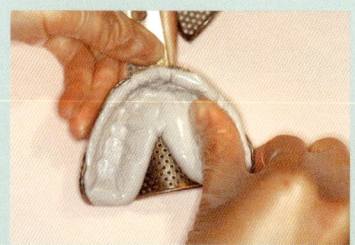
図1-8b 硬化する前に口腔内から外し、手指にて思い切ってパテの面の不要な凹凸や段差をならし、滑らかな面にしたほうが結果が良い。

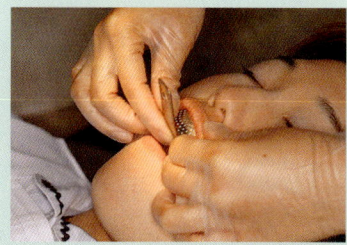
図1-8c 再度口腔内に試適し、スムーズに歯列に納まるかを確認する。

　この作業により多少インジェクションの量が多くなるが、一次印象と二次印象の不調和やリバウンドの問題は軽減されるので参考にしていただきたい。

　フレアー発生の問題に関しては、
①印象材を盛ったトレーを歯列に圧接するスピードが速い、
②レギュラータイプの印象材が硬い場合、
③レギュラータイプとインジェクションタイプの印象材のフローの違い、
などの要因が挙げられ、これらが複雑に絡み合って発生すると考えられる。また印象材の種類によっても、フレアーの発生しやすいものとしにくいものがあり、一次と二次の印象にどのような種類の印象材を組み合わせるのかによっても、フレアー発生の頻度は変化する（**図1-8a～c**）。

チェアサイドへの提言②

◎アンダーカットのブロックアウト

　印象採得時に問題となることとして、支台歯の方向に対してアンダーカットとなる部分が残存歯列に存在し、印象の変形の原因となる可能性があることである[3]。また残存歯列以外にも、とくに上下顎前歯部の口腔前庭や、下顎臼歯部舌側下部には強いアンダーカットが存在することがあり、印象の変形のみならず取り出しの際に患者の苦痛を伴う場合もあり、何らかの対応が必要である。まず歯槽堤でのアンダーカットのブロックアウト

には、
① ロール綿を詰めておく。
② 軽く軟化したユーティリティワックスを貼り付ける(*図1-9a*)。

これら2点の対策が考えられる。しかし、この部位は角化歯肉がなく痛みに敏感であるため、施術には細心の注意が必要である。

また、補綴側残存歯や対合歯の下部鼓形空隙、あるいはポンティック基底面をブロックアウトする方法も、印象の撤去時の変形を防ぐのに有効である。
① ユーティリティワックスで、数種類の異なった大きさの玉をつくって用意しておく。
② 空隙にワックス玉を詰め、少し水分を付けた手指にて圧接・形成する(この際、インスツルメントを使用すると、ワックスがまとわりついて操作しにくくなる)。
③ とくに上顎前歯舌側面、下顎前歯唇側面、および咬合面などの咬合に関与している部分には、絶対にワックスが付着しないように注意する。
④ 本来アンダーカットのブロックアウトは、下部鼓形空隙が頬舌的に貫通している場合などに必要なのであり[1]、必要な部分のみブロックアウトするようにしなければならない(*図1-9b*)。

たとえば、前歯部補綴などで、残存歯の形態が重要な要素となる場合では、歯頸部がブロックアウトされてしまうと、歯牙の形態がわからなくなるので注意が必要である。

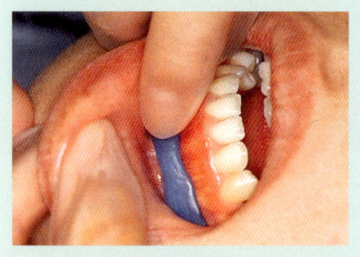 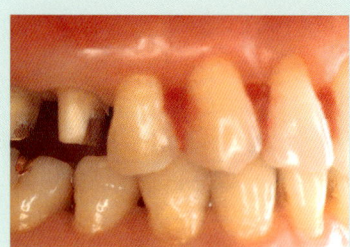

a | b
図1-9a 口腔前庭のブロックアウト。印象の着脱方向に対して強いアンダーカットとなる場合に施すべきである。
図1-9b あらかじめ用意したワックスの玉を空隙の大きさに合わせて圧接する。

Ⅱ. マイクロスコープを用いての印象チェック

著者らは、臨床例に対する印象のチェックはマイクロスコープ下で拡大して行なっている。一見肉眼では良く採れているように見えても、拡大して見るとそうでもないことが多い。

昨今では歯科技工技術の向上により、われわれは、マイクロスコープ下で慎重にチェックしなければ不適合要素を見つけられないほどのオーダーで補綴物を作製することが可能となっている。より高度な適合性を補綴物に求めるのであれば、肉眼での印象チェックには不備があるため、マイクロスコープの使用は必要不可欠と言える(*図1-10a～c*)。

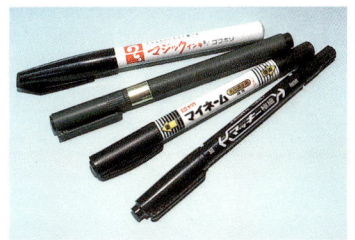
図1-10a 同じ油性サインペンでも、メーカーによって転写される度合いが異なるので注意する。

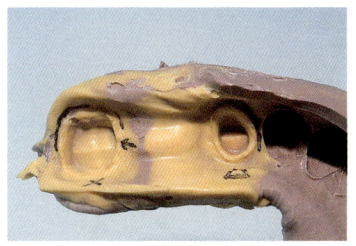
図1-10b 印象面に不良箇所を油性サインペンでチェックする。

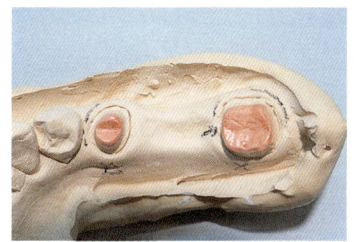
図1-10c 石膏模型に置き換わった際に、サインペンによるチェックが転写される。

チェアサイドへの提言③

◎マイクロスコープの導入

　本来ならば、印象のチェックはチェアサイドの段階で十分に行なわなければならない。一般に院外ラボでは、印象のチェックをできる機会は非常に少ない。変則的に印象のチェックをできる場合があったとしても、仕事の回転を考えるうえで非効率的である。
　印象のチェックは、
①マイクロスコープを用いてチェックする。
②補綴物作製上、不都合を生じるような印象不良を容認しない。
　この2点を客観的に判断できれば、歯科医師と歯科技工士のどちらがチェックしても何ら不備はないと考えられる[2]。
　そこでチェアサイドにマイクロスコープを導入していただいてはいかがだろうか。印象チェックだけでなく、口腔内にクラウンを適合させる際、内面のシャイニングスポットをチェックするなど、さまざまな用途に使用できる。
　また、マイクロスコープというと高価かつ近寄りがたいイメージがあると思われるが、図1-11a, bのような比較的安価なものもあり、コスト的な問題も軽減される。この機種では倍率において、広範囲な歯科技工操作には多少不備はあるが、チェアサイドであれば十分利用価値があると思われる。

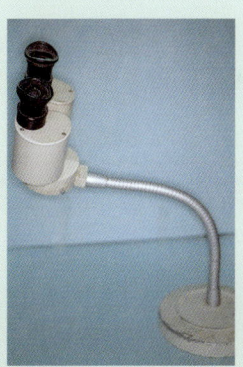
図1-11a 双眼実体顕微鏡(井上アタッチメント)。メーカー希望販売価格52,000円。倍率は8倍固定、ライトなし。

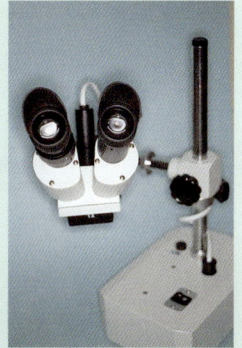
図1-11b ラボユーズ・マイクロスコープ(名南歯科貿易)。メーカー希望販売価格62,000円。10倍用・20倍用のレンズおよびライトが付属する。歯科技工用としても十分使用できる。

●印象時のチェック項目

印象のチェック項目としては、つぎのようなものが挙げられる[1]。
①印象材がトレーから剝がれていないか（とくに直接見えない部分）。
②印象材練和時に混入した気泡の巻き込み・しわ・撤去時のちぎれはないか（図1-12a～c）。
③マージンラインや軸面に血液・滲出液によるなめられはないか（図1-13）。
④トレーに歯牙や粘膜があたっていないか（図1-14）。
⑤シリコーン印象で一次印象にパテタイプを使用した際、歯牙

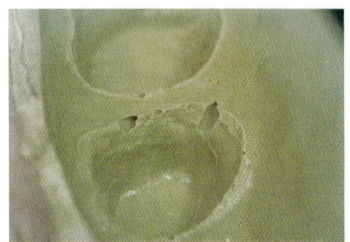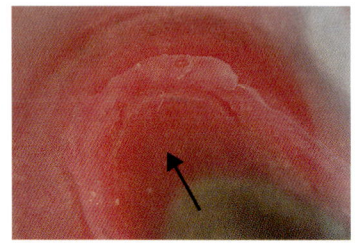

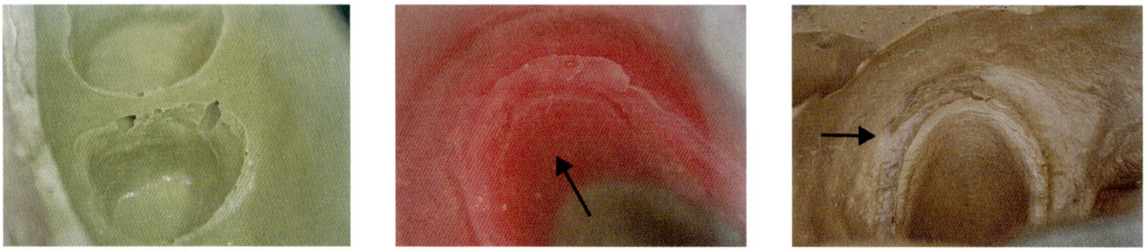

図1-12a～c　a：気泡の巻き込み。b：印象材のしわ。c：撤去時のちぎれ。　　　　　　　　　　　　　　　　　a｜b｜c

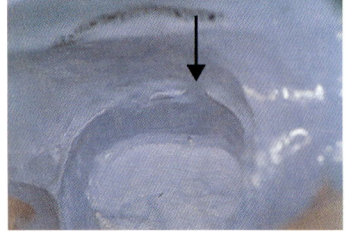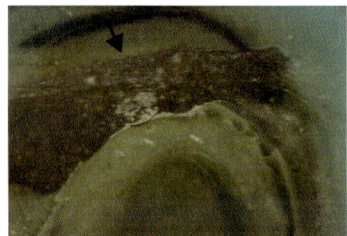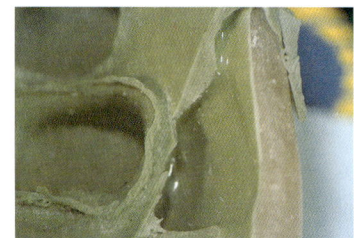

図1-13　マージンのなめられ。　図1-14　トレーが印象内面に露出してしまっている。　図1-15　表面的には見えなくても、大きな内部気泡が隠れていることがある。

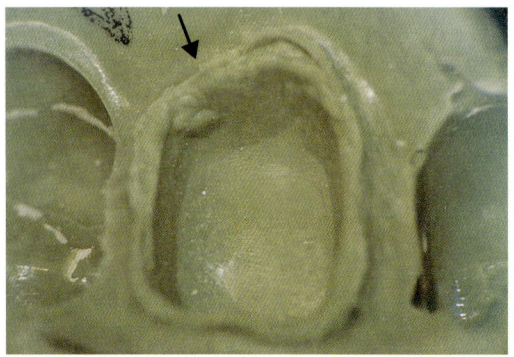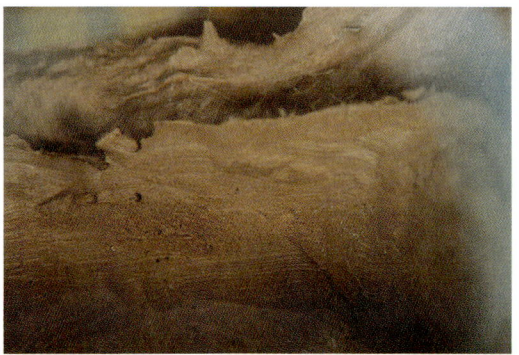

図1-16a, b　a：支台歯軸面にアンダーカットが認められる。b：不明瞭なマージンライン。　　　　　　　　　　　　a｜b

が一次印象面にあたっていないか(リバウンドの可能性。**図1-6**)。

⑥一次印象と二次印象の間に隙間があり、大きな内部気泡になっていないか(**図1-15**)。

⑦形成の不備はないか(アンダーカットの有無、遊離エナメル、マージンラインの不明瞭など。**図1-16a、b**)。

⑧下顎臼歯部の舌側傾斜など、側方傾斜の強い支台歯が印象面を擦ってしまったためにできる面粗れはないか。

⑨形成限界より下(マージン縁下)の印象が採得されているか。

⑩シリコーン印象材の硬化不良による、印象面の粗れ、および変形はないか(**検証②**を参照)。

また、マージン縁下の印象というのは軽視されがちであるが、クラウンを作製する際にエマージェンスプロファイルの形態を確立するうえで、歯根からの立ち上がりの情報はこの部分からしか得られないので重要視すべきである(**図1-17**)。

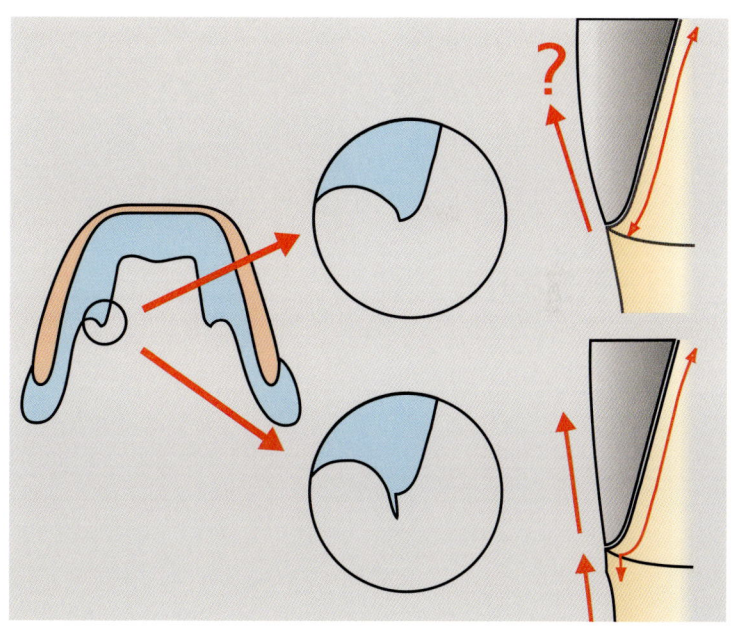

図1-17 支台歯印象の辺縁に関しては、マージンの再現が絶対条件ではあるが、その下の歯根面もわずかであっても印象として再現されているのが理想である。このことによって、補綴物のマージンからの立ち上がり(エマージェンスプロファイル)に根拠のある方向を与えることができる。

ラボサイドへの提言①

◎マージン付近に石膏を注入する際の注意点

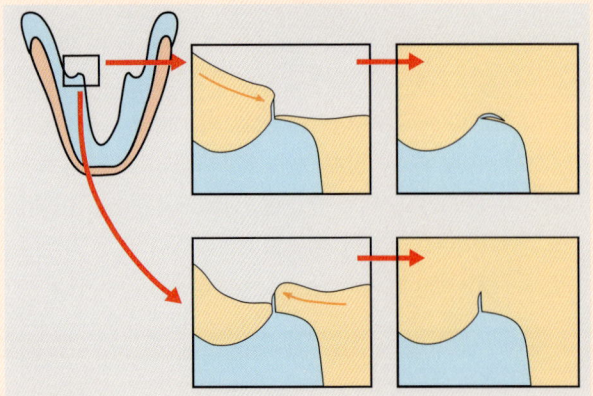

図1-18a　マージン縁下の印象が非常に薄い場合には、石膏注入の際に、まず支台歯内面に十分な石膏を満たした後に周辺の石膏を注入すべきである。さもないと、注入した石膏の圧力でこの薄い印象が支台歯側へ倒れ、思わぬトラブルとなる可能性がある。

マージンの縁下が採れている印象というのは、マージンラインからバリのようなものが薄く出ているだけなので、支台歯の外側から先に石膏を流してしまうと支台内部へ巻き込んでしまう恐れがある。これを防ぐため、先が細く丸いインスツルメントなどを使って慎重に支台歯内部から石膏を注入し、その後マージンの外側に石膏を注入すると、歯根につながる面をきれいに再現することができる。

しかし、この部分の印象があまりに不安定である場合には、慎重に切除することもある。

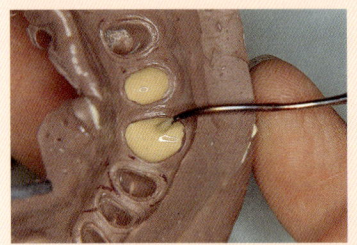

図1-18b　インスツルメントを用いて印象面を傷つけないよう注意しながら、支台歯内部から注入していく。

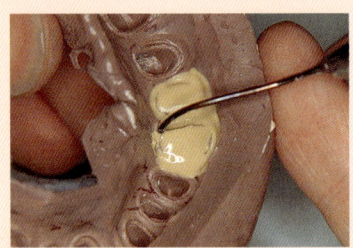

図1-18c　インスツルメントで石膏を誘導し、マージン外周に気泡が入らないようにする。

チェアサイドへの提言④

◎固定液(硬化液)の不使用による面粗れ(寒天-アルジネート印象の場合)

寒天-アルジネート印象材で印象した後に固定液を使用しない場合、石膏模型が印象チェック時に確認できない面粗れを起こす場合がある。これは支台歯表面の精度にも影響を及ぼすので、注意が必要である。通常、固定液には2％硫酸カリウム水溶液を用いて数分間印象を浸漬した後、余剰な水分を飛ばしただちに石膏を注入すると[4]、模型表面の面粗れを防ぐことができる。ただし、長時間の水中放置は、印象材の膨張を引き起こし、精度的な問題が起こる(図1-19a、b)。

a|b

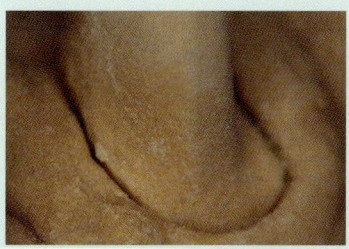 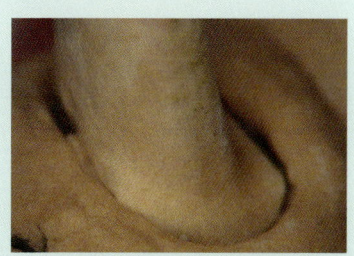

図1-19a 固定液不使用の模型表面。
図1-19b 固定液使用。表面の粗れが改善されている。

Ⅲ．修正か再印象か

　前述のような多岐にわたる項目の印象チェックを行ない、その印象が模型の修正で使用可能か、それとも再印象が必要なのかは、このチェックを行なった者が判断しなければならない。

1．再印象

　多数歯にわたるブリッジなどの印象では、理想的にはすべての支台歯が問題なく1度で正確に印象採得されているのが良いのだが、そのようなケースは実際上、稀である[1]。多くの場合はどこかに印象の不備な箇所がある。しかし、これで再印象することになったとしても、次回の印象ですべて1度で採れるという保証はどこにもなく、延々と同じことを繰り返すことになる。

　そこで著者らのシステムでは、1度本印象を採り再印象部位があると、部分トレーを使用して再印象部位の周辺だけを採り、本印象の支台歯と付け替えるという方法を採用している。支台歯の付け替えシステムについては後述させていただくが、部分的に再印象を行なうので成功率はかなり高くなっている。

　だからといって再印象をするということは、当然チェアタイムが増加することになる。すなわち、時間や費用の面だけでなく、患者にとっては苦痛の面でも負担となるので、『再印象は必ず成功させる、絶対に再々印象になってはいけない』という意気込みで臨んでいただきたいものである。

チェアサイドへの提言⑤

　再印象を必ず成功させるには、患者の歯周組織が改善され、再印象になってしまった原因をなくした状態で、再来院していただくようなシステムが必要である。

ラボサイドへの提言②

◎支台歯の再印象付け替えシステム

再印象にとって有効と思われる付け替えシステムがあるからといって、ほとんどの支台歯を付け替えなければならないようでは、精度の高い補綴物を作製できるはずもなく、基本的には最初の本印象で、できるだけ多数の支台歯の印象採得を成功させることが重要である。

またこの方法を用いた場合には、支台歯の位置関係がくるっている可能性もあり、模型上で補綴物をワンピースで作製してしまうには問題がある。

そのため、付け替え部分ごとに分けて補綴物を作製し、口腔内コアを採り、ろう付するという操作が必要である（図1-20a～i）。

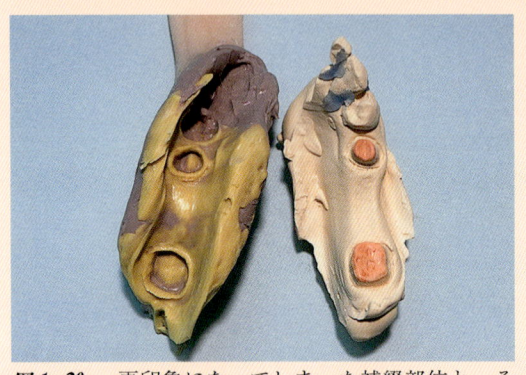

図1-20a 再印象になってしまった補綴部位と、その前後2歯分ぐらいの範囲で部分トレーを作製し、印象採得する。

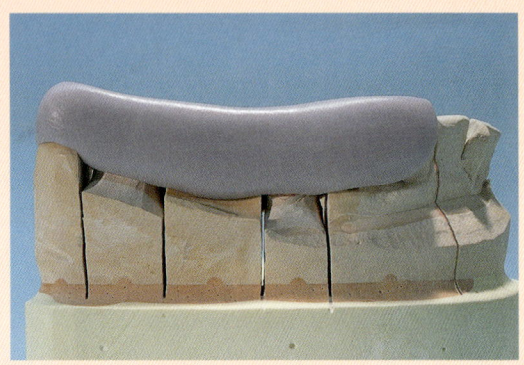

図1-20b 作業模型側の付け替え部位と、その両隣在歯（歯牙がない場合は粘膜面）を含むシリコーンコアを採る。最後臼歯の付け替えでは、遠心側の粘膜面を残して作業模型をつくっておくのがコツである。

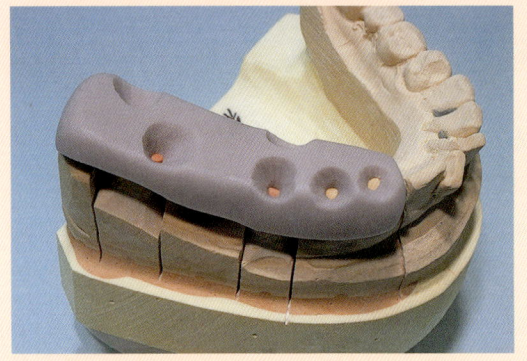

図1-20c シリコーンコアの歯頸部は削り取り、また支台歯、隣在歯の切端隅角部分に穴を開け、模型への戻りをチェックできるように確認窓をつくる。

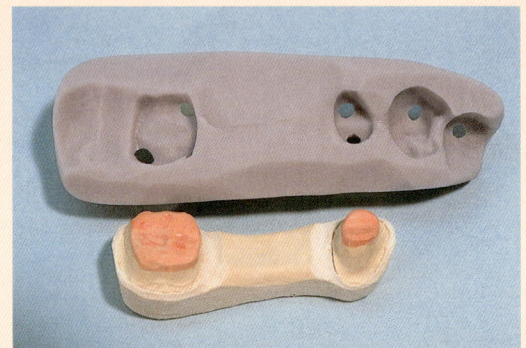

図1-20d 再印象した付け替え用の支台歯の歯肉部分をトリミングし、シリコーンコアに戻るかチェックする。支台歯が再形成されていたり、戻りが悪そうに思われる場合、あらかじめ再印象した模型のほうでシリコーンコアをつくっておくこともある。

第1章 印象採得

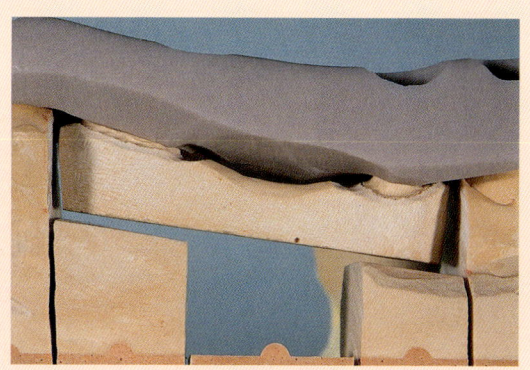

図1-20e 作業模型側の支台歯の基底部を残してカットし、そのカット面と、付け替え用支台歯の基底面とのクリアランスが約1mmぐらいになるよう調整する。

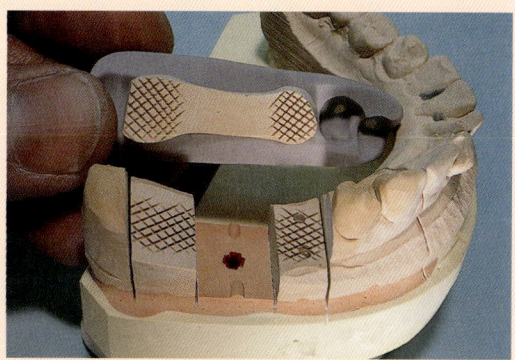

図1-20f 両方の接合面に維持用のアンダーカットをつけておく。

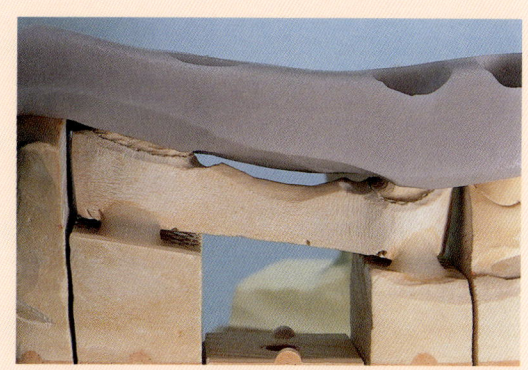

図1-20g シリコーンコアの確認窓で支台歯に浮き上がりがないかチェックして模型に戻し、頬側から接合部に少量の即時重合レジンを入れて10～15分重合させる。その後、同様に舌側からもレジンを入れ重合させる。

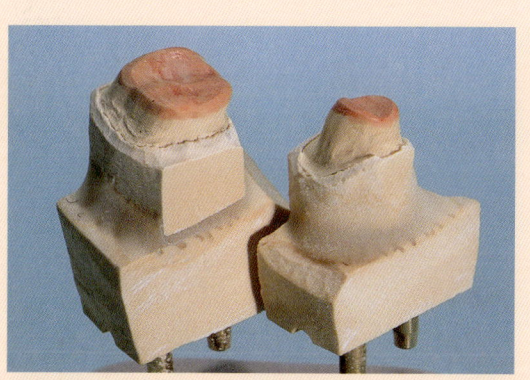

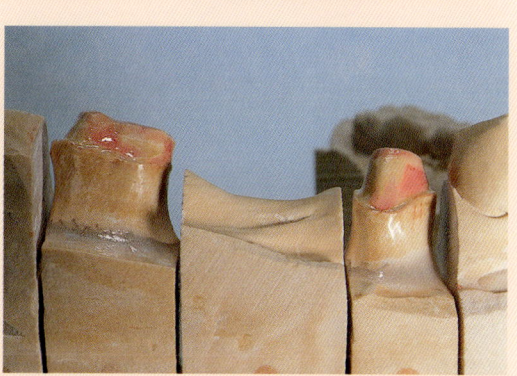

図1-20h, i 隣接面から足りない箇所にレジンを足す。このように少しずつ行なうのは、少しでもレジンの重合収縮の影響を抑え、支台歯の咬合高径のくるいを防ぐためである。後は通常の支台歯と同様トリミング、コーティングを行なう。

h | i

19

チェアサイドへの提言⑥

◎寒天 - アルジネート連合印象による試し採り

　前述した再印象の方法では、時間的・費用的にも制約があるだけでなく、何よりも患者に再度来院してもらわなければならないという難点がある。

　そこでひとつの方法として、これはまだ著者らのシステムでも検討中の方法ではあるが、寒天 - アルジネート連合印象による試し採りを行なうことが挙げられる。たとえば寒天 - アルジネート印象を続けて行なった場合、臨床経験上1度目より2度目のほうが良く採れていることが多い。このことを利用して、シリコーン印象材などを使った本印象の前に、寒天 - アルジネートによる試し採りをすることで、本印象の成功率を高めようというものである。

　寒天 - アルジネート印象であれば、比較的コストや時間の面で負担になりにくく、しかもこの試し採りがある程度採れていれば、本印象で再印象しなければならない部位が発生しても、付け替え用の支台歯模型として使用でき、再印象の頻度も軽減できる（**図1 -21a、b**）。

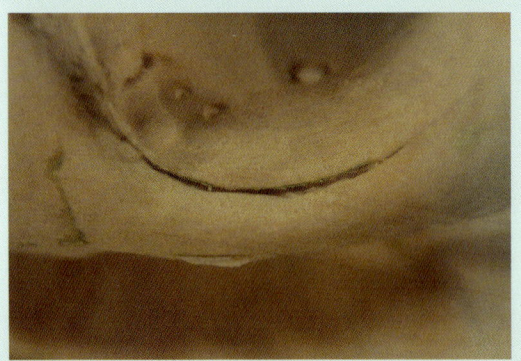
図1 -21a　寒天 - アルジネートによる試し採りの印象。この程度採れていれば、シリコーンによる本印象が採れていなかったとしても、付け替えることが可能。

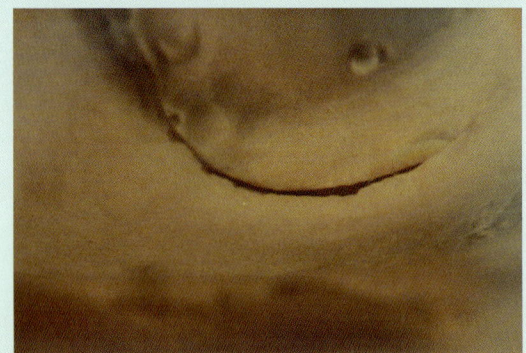
図1 -21b　シリコーンによる本印象。試し採りの効果があったのか、不備なく印象採得されている。

2．模型の修正

　本来、細部まで完全に印象採得されているのが理想ではあるが、狭い範囲で軽度のなめられや気泡であれば、チェアタイムやコストの都合で、再印象せずに模型の修正にて作業を進めていくこともある（**図1 -22a～c**）。

　ただしこの場合、どの位置にどのような修正を加えたのかを必ず歯科医師に伝え、補綴物の試適の際に、口腔内でチェックしていただくことが重要である[1]。

第1章 印象採得

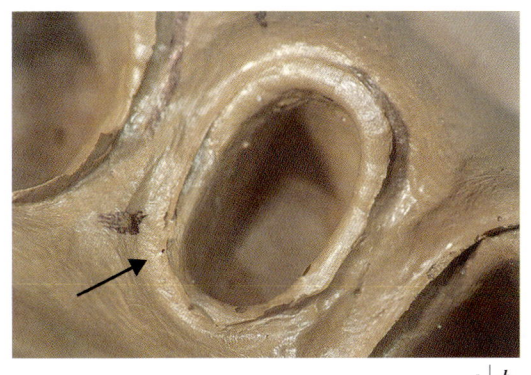
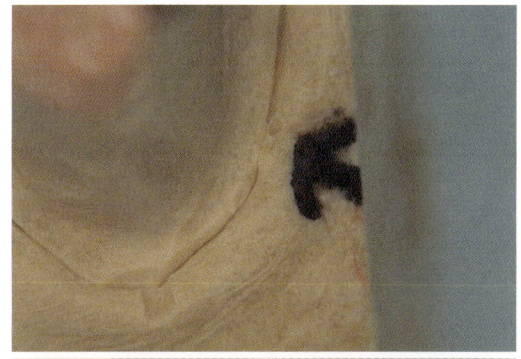
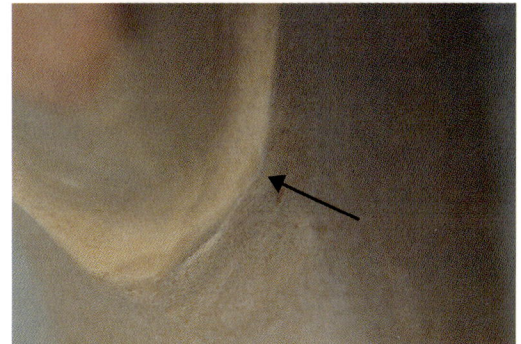

a	b
	c

図1-22a 滲出液の影響と思われる若干のなめられが認められる。
図1-22b 石膏模型でのマージンの状態。この程度のなめられであれば、修正が可能である。
図1-22c 修正後の支台歯の状態。

● 検証②
◎シリコーン印象材の印象面粗れの原因

　現在の歯科診療において、広く用いられている付加重合型シリコーン印象材だが、ある条件下では硬化不良（遅延）や、それに伴う面粗れを起こすことがある（**図1-23**）。
　硬化不良を招く条件としては、
①ラテックスグローブの使用、
②局所表面麻酔剤の印象部位への使用、

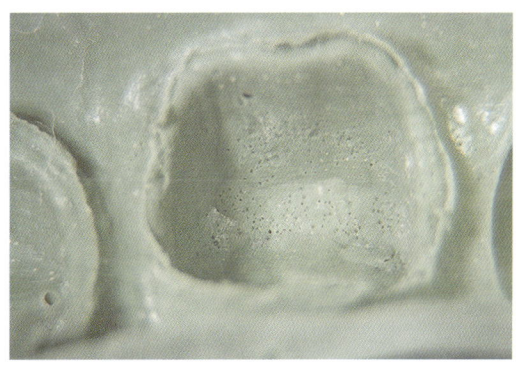

図1-23 シリコーン印象材の硬化不良による歯軸面の印象粗れ。ただの細かい気泡のように見えるが、硬化不良の場合は、印象採得した歯牙そのものの表面にも印象材が貼り付いて残った状態になる。

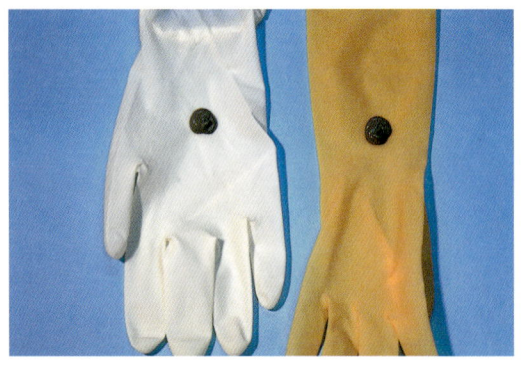

図1-24 各メーカーのラテックスグローブの上に直接シリコーン印象材を置いて硬化させてみる。

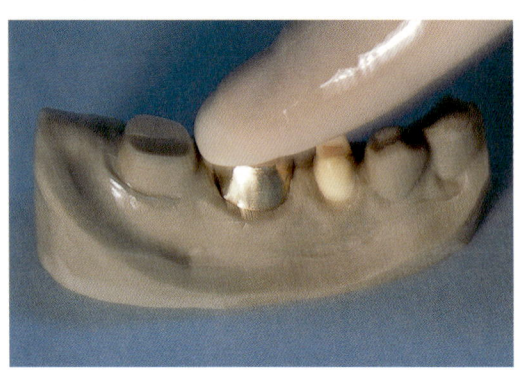

図1-25 支台歯形成した抜去歯牙とゴールドコアに、水分で濡れたラテックスグローブを擦り付けた状態で印象採得する。

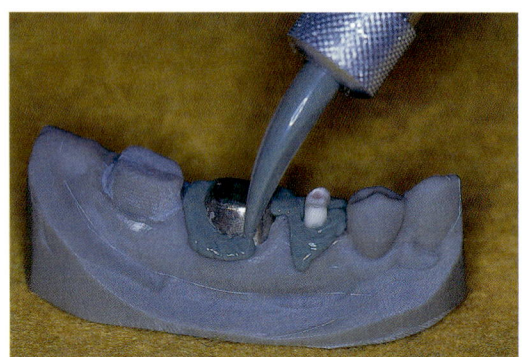

図1-26 口腔内と同様に支台歯およびマージン付近にはシリンジを用いる。

③縮合型シリコーン印象材、ポリサルファイド印象材などの他種材料の混入および接触、

などが挙げられる。

　これらは、各メーカーのシリコーン印象材の取扱説明書にも注意事項として記載されているが、③は注意して作業していれば避けられる内容なので、臨床上でとくに問題を起こしやすいと思われる①と②について検証してみた。

①ラテックスグローブによる影響

　シリコーン印象材の取り扱いにおいて、各メーカーはとくにラテックスグローブの使用について注意を促している。

　シリコーン印象材の練和時に直接グローブが接触するのはもちろんのこと、グローブで触れた歯面を印象したり、グローブを外した後に手を洗わずにパテタイプ印象材を素手で練るなど、間接的な接触でも硬化不良を起こすとされている。

　そこで、つぎのような実験を行なってみた。

表1-1

	メーカー・商品名	パウダーの有無	グローブの色	①の実験結果	②の実験結果
A	オカモト　バイオジェルD	なし	黄	まったく問題なし	まったく問題なし
B	FEED　ベクストミルライトシェイプ	なし	黄	Aよりは、やや表面性状が劣るが、とくに問題なし	Aよりは、やや表面性状が劣るが、とくに問題なし
C	P.D.R.　塩素処理	なし	黄	ほぼ問題なし	
D	SS.ホワイト　アルタミットパウダーフリー	なし	黄	やや硬化遅延面粗れ"小"	
E	P.D.R.　サージカルグローブ	あり	白	やや硬化遅延面粗れ"大"	
F	P.D.R.　サージカルグローブ	なし	黄	やや硬化遅延面粗れ"大"	
G	SS.ホワイト　フィッテドラテックスデンタルグローブ	なし	黄	固まりにくく、グローブ表面に印象材が残る	
H	P.D.R.　ラテックスグローブ	あり	白	固まりにくく、グローブ表面に印象材が残る	やや硬化遅延、支台歯表面に薄く印象材が残る。面粗れ"大"
I	松風　ラテックスグローブ	あり	白	硬化に数日かかり、面粗れは最大	固まりにくく、支台歯表面に印象材が残り、表面が崩れる

実験1
　グローブの上に印象材を直接置いて硬化させる(**図1-24**)。
実験2
　支台歯形成した抜去歯牙と、ゴールドコアを埋入したエポキシ製の歯牙模型に、口腔内での状況を想定して、水分を付けたグローブを擦り付けた後に印象を行なう(**図1-25、26**)。
＊実験には、エクスプレス(付加重合型シリコーン，3M)を用い、ラテックスグローブはメーカー5社から合計9種類のグローブを用意した(**表1-1**参照)。

・実験1、2の結果(**表1-1**)
　今回はまず、**実験1**で9種類を試し、そのうち結果の良かったもの上位2種、結果の悪かったもの下位2種に対し**実験2**を行なってみた。
　結果として、**実験1、2**を通してもっとも良かったのはAのバイオジェルD(オカモト)であった。この製品に関しては「シリコーン印象材に悪影響を及ぼさない」ということをセールスポイントにしているだけあって、まったくと言って良いほど悪

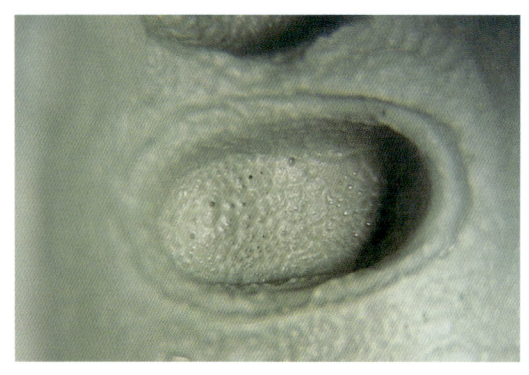

図1-27 シリコーン印象材が硬化不良を起こし、数日間べたついたままであり、印象面も崩れてしまっている。この状態で石膏を注入しても精度のある模型は期待できない。

影響はなかった。しかし、特殊加工を施しているためか、価格が他のグローブに比べて割高なのが難点である。

結果のもっとも悪かったのは、Ⅰのラテックスグローブ（松風）であった。**実験1**ではほとんど硬化する気配が見られず、数日後ようやく硬化したが、それでも表面がべたついている状態であった（**図1-27**）。

また、この実験では奇しくも上位2種が「パウダーなし／グローブ色＝黄」で、下位2種が「パウダーあり／グローブ色＝白」となったが、基本的にはこの結果に対し関連性はないと思われる。

パウダーはグローブの装着を容易にし、ゴム同士がくっつかないようにするために表面に付与されているものである。材質は、ほとんどのメーカーではコーンスターチなど食用にもされる澱粉質である。3Mの発表でも、このパウダーはシリコーン印象材に影響を及ぼさないとされている。

グローブの色に関しては未確認ではあるが、表面加工処理と何らかの関係があるのかもしれない。

だが、同じ「パウダーなし／グローブ色＝黄」でも結果の悪かったものもあるので、現時点では単純にグローブの良し悪しの判別基準にはならなかった。

②局所表面麻酔剤などによる影響

臨床において、局所表面麻酔剤は印象採得前に歯肉を圧排する際に、患者への痛みを和らげるために支台歯の歯頸部周辺に塗布するものである。

この表面麻酔剤もシリコーン印象材の硬化不良や、それに伴う面粗れを起こす原因のひとつとされている。この項では他に

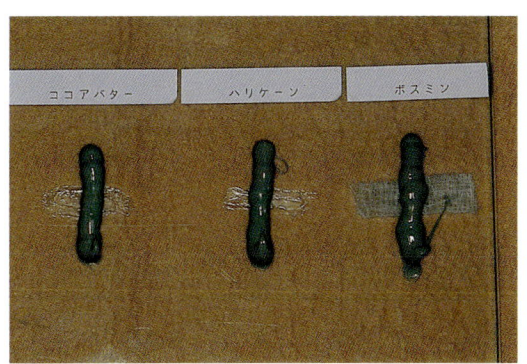

図1-28 左から順にココアバター、ハリケーン、ボスミンをガラス練板に塗付し、その上に直接シリコーン印象材を乗せる。

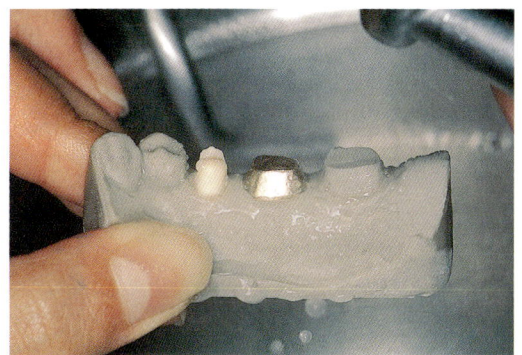

図1-29 できるだけ臨床と条件を近くするため、診療チェアに備え付けのスリーウェイシリンジにて水洗いし、エアをかけて乾燥させたのち、印象採得する。

も口腔内で使用する材料として、ボスミン（止血剤）、ココアバター（レジンなどの分離用）についても同様につぎのような実験を行なった。

実験3

ガラス練板にハリケーン（局所表面麻酔剤）、ボスミン（止血剤）、ココアバターを塗布し、その上に印象材を直接乗せて硬化させる（ただしボスミンのみ液体なので、それを染み込ませたガーゼの上に印象材を置いた。**図1-28**）。

実験4

ラテックスグローブの実験で用いたものと同様の支台歯模型の歯頸部付近に、ハリケーンを塗布する。その後、診療チェアに備え付けのスリーウェイシリンジにて30秒間水洗いし、エアをかけて乾燥させ印象採得する（**図1-29**）。
＊実験にはエクスプレス（付加重合型シリコーン印象材、3M）、ハリケーン（局所表面麻酔剤、ナワ・トレーディングカンパニー輸入）、ボスミン（止血剤、第一製薬）、ココアバター（ジーシー）を用意した。

・実験3、4の結果
実験3の結果

ハリケーン、ボスミン、ココアバターの3種とも、ラテックスグローブのように化学的な硬化遅延や、硬化しないことによる面粗れは認められなかった。しかしハリケーンとココアバ

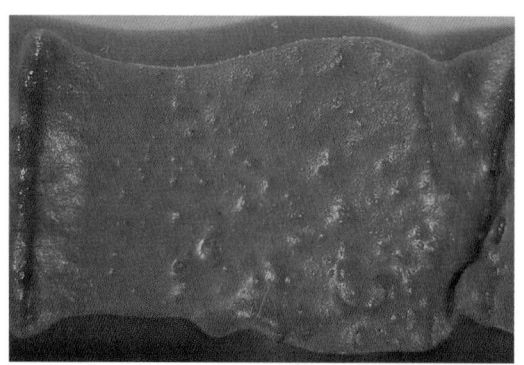 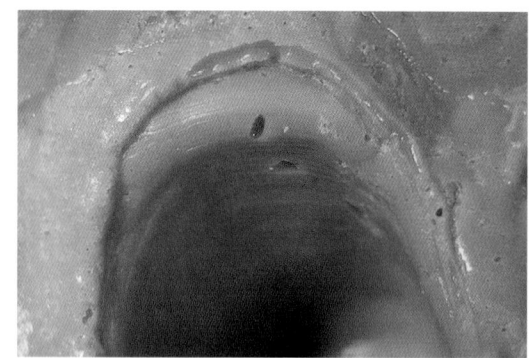

図1-30 ハリケーンとココアバターでは、化学的な硬化不良は認められないが、軟膏状のものを塗付したために波打った表面形状がそのまま印象採得されてしまう。

図1-31 模型上でこのような状態であれば、口腔内ではさらに薬品類が残留していると思われる。

ターは軟膏状であり、波打ったような表面形状がそのまま印象採得されてしまった。そのため、口腔内でこれらが印象部位に多く残留したままだと、歯牙の形状が正しく印象採得されない可能性がある（**図1-30**）。

実験4の結果

ハリケーンはそのままの状態では軟膏状であるが、1度水分に触れたのち乾燥すると、白く固まってしまった。これは、スリーウェイシリンジによるスプレー洗浄を用いても、完全に落とすのは困難であった。よってシリコーン印象材の硬化そのものには影響しないが、固まって残留したハリケーンが支台歯表面を粗らし、それがそのまま印象されることで、結果的に印象面が粗れてしまう（**図1-31**）。

・考察

本章の実験で、一口に「面粗れを起こす」といっても、ラテックスグローブなどによって起こる硬化遅延のような、印象材への直接的な影響による面粗れと、局所表面麻酔剤などで、印象部位の表面が粗れることによって起こる間接的な面粗れがあることがわかった。

ただ、前述したような事項に起因する印象不良は、臨床においてどの程度の割合で起こっているのだろうか。正直なところ著者らも、取引先の歯科医院でどれぐらいの確率で印象不良が出ているのか把握できていないのが現状である。

また、ラテックスグローブの実験を行なうにあたって、ラテックス以外の素材のグローブ(プラスチック、ビニール、ニトリルゴムなど)も基礎実験として使用を試みている。しかし、ラテックスグローブの中にもシリコーン印象に使用できるものとできないものがあったように、結果的にはまちまちで一概に「この材質なら大丈夫」と言いきれるものではなかった。

　やはり、どのような材料を扱うにしろ、それらを使用する者がおのおので材料の性質を熟知し、どのようなことが起こりうるのか理解したうえで取り扱うということが、不要なミスやロスをなくし、結果として患者に良質な歯科医療を提供できることにつながるのではないだろうか。

おわりに

　外注ラボを始めて多くの歯科医院とともに仕事をさせていただく中で、印象採得の上手な歯科医院もあればそうでない所もある。しかし、印象材の選択、圧排コードの選択・操作、シリンジによる歯肉溝内へのインジェクションの注入方法などの細部にわたる操作上の改良によって、印象採得成功の確率は確実に上がっていくのを目の当たりにしている。

　印象は採れないものというあきらめ、また黙って容認するのではなく、多くの歯科医院の情報をもつラボサイドから、臨床で困っている歯科医院に情報を提供する積極的な姿勢があっても良いのではないだろうか。受け取った印象が採れていないとただ嘆いているだけでは、歯科医療の進歩は望めない。

参考文献

1. 中村公雄, 宮内修平, 森田和子, 多田純夫, 藤井康伯, 重村　宏：現代の臨床補綴学－歯周治療をふまえた補綴治療－. 145～153, 154～166, 169～183, クインテッセンス出版, 東京, 1998.
2. 重村　宏, 河村雅広, 橋本圭一郎：クラウン・ブリッジにおける作業用模型　その3－臨床上の問題点と対策－. QDT, 22(10), 40～57, 1997.
3. 重村　宏, 西村好美：二人会講演会. 大阪・千里ライフサイエンスセンター, 6月21日, 1998.
4. Skinner, E. W., Phillips, R. W.：新版スキンナー歯科材料学(上). 医歯薬出版, 東京, 1963.
5. GC社シリコーン印象材エグザファイン　取扱説明書.

第 2 章

■作業用模型

利穂幸司／岸本俊也／河田登美男

作業用模型
—補綴システムの基礎—

はじめに

　かつて著者らは、自身が製作するポーセレンでいかに天然歯と同じ色調や形態を回復するか、またクラウンやインレーが良い適合となるかを目標に日々技工を行なっていた。確かに「審美・適合」はそれぞれが大きな課題であり、挑戦し続けなければならないことである。

　本章の執筆にあたり、著者らに与えられたテーマは「作業用模型」であった。この補綴の「基礎」である作業をあらためて考え直したとき、そのつくりの善し悪しが、チェアタイムにかなり影響を及ぼすものであることに気がつき、基本作業の重要性を再認識した。また著者らは、取引先の歯科医師に著者らの考えをご理解いただき、作業用模型製作の技工料はすべていただいていることから、いい加減な模型では、自分たちも取引先の歯科医師も納得できない。そのため、日々より良い作業用模型をつくる努力をしている。

　本章では、著者らが行なっている現状の作業用模型製作法、および考え方を述べてみたい（**図2-1a〜c**）。

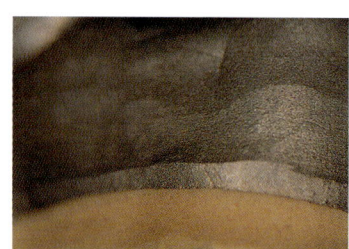 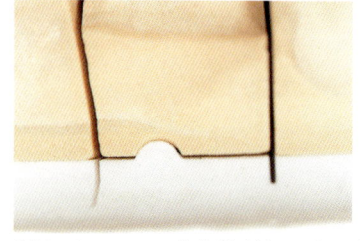 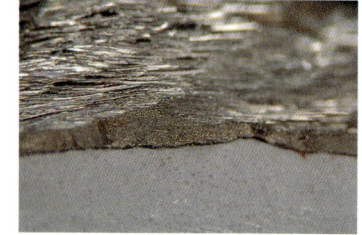

図2-1a　補綴物と支台歯との適合には、意識が届きやすい。

図2-1b, c　*b*：支台模型と二次石膏との戻りの悪いもの。*c*：支台歯に補綴物が納まり切れていないもの。本来の位置に補綴物がないという点では、*b*も*c*も同じ不適合である。

b | *c*

I. 模型法

模型法には、可撤式模型法(ダウエルピン法・ダイロックトレー法など)・副歯型式模型法(マルティプルダイ法[1]など)・トランスファーコーピング法などが存在し、それぞれの模型法には、その模型法特有の利点もあるが、同時に欠点もある。よって、もっとも優れた模型法を特定することは難しい。臨床の中では、そのケースや状況により使い分けている。その中でもダウエルピン法がもっとも頻度が高く、本章ではこの模型法について述べてみたい(**図2-2**)。

II. ダウエルピン法の利点と欠点

ダウエルピン法は、操作性の良さが最大の利点となるが、多くの問題をもつ。

この模型法の利点・欠点を以下に挙げる。

・**利点**

①各支台歯を歯列から着脱することができ、操作性が良い(コンタクト・粘膜面などの調整がしやすい。**図2-3**)。

②数歯にわたってワンピースキャストが可能である(**図2-4**)。

・**欠点**

①各支台歯間や残存歯との位置的な関係にくるいを生じる可能性がある。

②模型製作が煩雑である(ダウエルピンの植立・模型の分割など)。

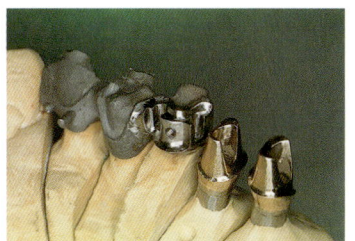

図2-2 このようなケースなどでは、可撤式模型(ダウエルピン法)を用いると技工作業が進めやすい。

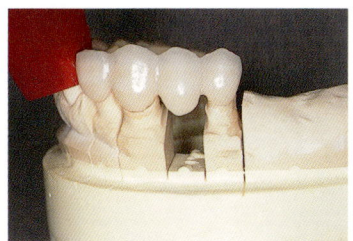

図2-3 コンタクト部と粘膜部が一緒にある場合などは、粘膜の部分の模型を抜き取ってコンタクトの調整ができる。

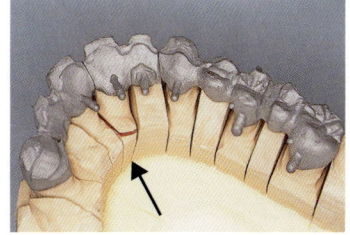

図2-4 ろう付作業は難しく、ろう付箇所が増えるとより多くのリスクを抱えるので、1本でも多くワックスでの連結を行ないたい。|1 は、第1章で述べられている支台歯印象の付け替えシステムを用いているため、1|とは連結していない(↖部)。

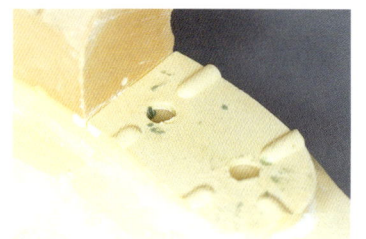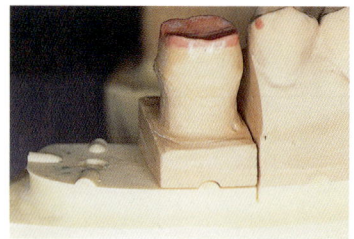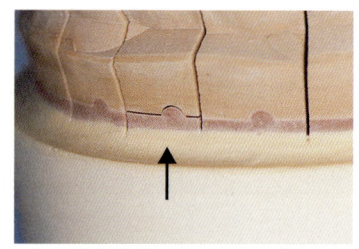

図2-5a,b　ダイ基底部や石膏ホールにワックスなどの異物が付着した場合、簡単にダイが浮いてしまう。　a|b

図2-6　多数の支台歯がある場合、部分的に支台歯が浮いていると位置関係がくるい、その作業用模型でつくられた補綴物は位置的な不適合(シーソーなど)を引き起こす。

III. ダウエルピン法の問題点

　欠点の項でも述べたようにダウエルピン法の問題点は、位置的関係にくるいを生じる可能性があるということである。その理由として、金属製のダウエルピンと二次石膏が直接触れていて、何度も着脱を繰り返すと石膏面はダウエルピンにより削られ、その結果、石膏クズが詰まりダイの浮き上がりを招く。それにダイ基底部や石膏ホールにワックスなどの異物が付着・混入した場合、簡単に歯型の浮き上がりを招いてしまう(**図2-5 a , b**)。また、石膏ホールに付いた異物は取り除くことが困難である。

　支台歯が多数ある場合には、ひとつのダイでも浮いてしまうと、位置関係にくるいが生じ、シーソーなどを引き起こしてしまう(**図2-6**)。

IV. ダウエルピン法の精度を向上させるために
(**改良型可撤式模型法**[2,3]＝**JIADS式模型法、図2-7a**)
1. ダウエルピンと二次石膏の接触をなくす工夫

　前述のダウエルピン法による模型の問題点を軽減するために、著者らの臨床では、鞘つきのダウエルピン(**図2-7a**、ピンデックスシステム、茂久田商会)を使用することがある。

　このシステムでは、ダウエルピンにプラスチックの鞘をつけることで、ダウエルピンと石膏の接触をなくすことができる。長短2本のダウエルピンがセットになっていて、ひとつのダイに2本のダウエルピンを植立することにより、ダイの安定性が増す(**図2-7b**)。

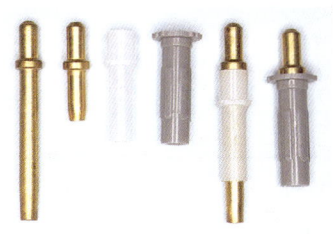

a | b

図2-7a ピンデックスシステムのダウエルピンとプラスチック製の鞘。左から、長短のパラレルダウエルピン、プラスチック製の鞘、鞘をダウエルピンに納めた状態。
図2-7b JIADS式模型法の基本的構造図。

a | b

図2-8a,b 1度に多くの石膏を硬化させると、接合部とダイ模型の剥離や、接合面が粗造な状態になることがある。

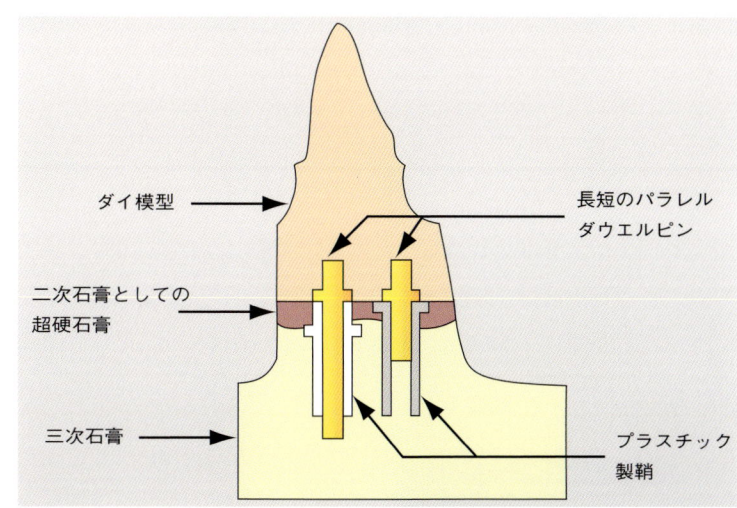

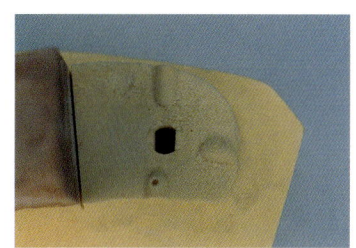

2．ダイと二次石膏の良好な接合状態をつくるために

ダイと二次石膏の良好な接合状態をつくるには、以下の条件を考慮する必要がある。

①少量の石膏を用いて接合部を1度硬化させることにより、大量の石膏を用いたときに生じる接合部のエラー(ダイ模型との剥離、粗造な状態。**図2-8**)を軽減する(**図2-9a**)。
　＊少量の石膏使用のため硬化時に必要な水分の不足(乾燥・ダイ模型への水分の吸収)が起こることがあり、硬化完了までウェットな状態を保つ必要がある(**図2-9b**)。
②低膨張石膏を用いることにより、少しでも膨張を抑える。
③超硬石膏を用いることにより、接合部の強度を増す。

3．JIADS式模型法の欠点

前述のように、模型精度の向上を求めて種々の条件をクリアしていくのだが、やはり臨床を進めていくうえで万能な模型ではない。他の模型法と同じように欠点もある。その欠点を挙げてみる。

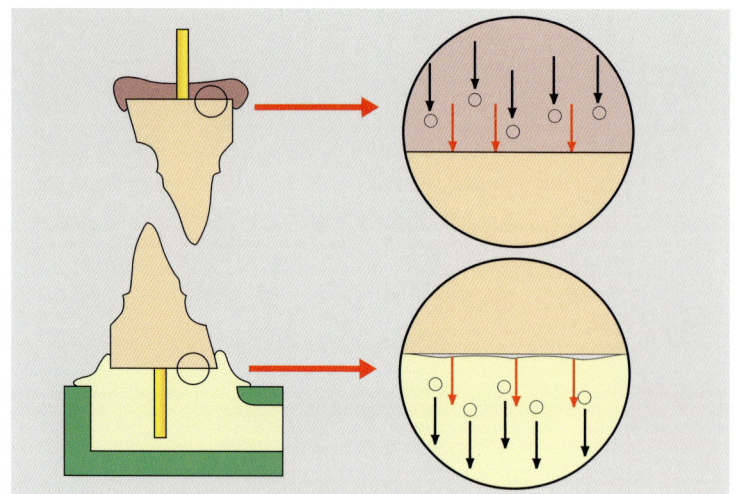
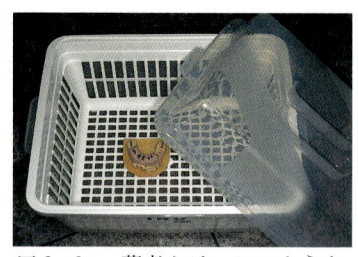

図2-9b 著者らは、このような容器を用い湿気を保ちながら硬化させる。(注意：容器に入れるときなどは、二次石膏を築盛した石膏模型を動かさなければならないので、できるだけ二次石膏に触れないように慎重に行なう。)

図2-9a 重力に逆らわずに少量の石膏を硬化させることにより、石膏の粒子が接合部のほうに行き、緻密な接合面になると思われる。反対に大量の石膏を重力に逆らって硬化させると、重力により接合面と反対の方向に石膏の粒子が行き、接合面が緻密になりにくい。

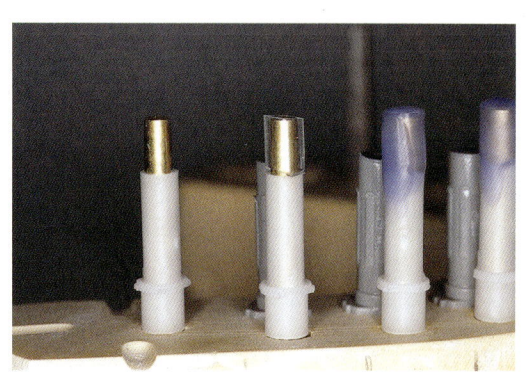

図2-10 長いダウエルピンの鞘ははじめから上の部分が足らず、このままでは直接石膏と接してしまう。そのため、足りない箇所にチューブ[4]を差しワックスで止めている。この作業は本数が増えると面倒な作業になる。なぜ、はじめから鞘を長くしていないのか不満である。

①模型製作に手間がかかる。
・1つのダイに2本のダウエルピンを植立しなければならない。
・ダウエルピンに鞘を差し込んだ後、修正しなければならない（**図2-10**）。
・二次石膏を盛り、いったん硬化させなければならない。
②模型の取り扱いに注意を要する。
　通常の模型（テーパーつき鞘なしダウエルピンを用いた模型）では、ブリッジや連結冠のワックスパターンを抜き取るときは、模型を軽く叩きダイを少し浮かしてブロックで抜き、1本ずつ抜き取る。だが、この模型ではダイの抜き取りに抵抗感があり、通常の模型のようにはいかず、ダイを模型に付けたまま抜き取らなければならない（**図2-11**）。このとき、支台歯同士に

図2-11 この模型では、連結冠やブリッジなどは支台歯を外さず、一発でワックスパターンの抜き取りを行なわなければならない。

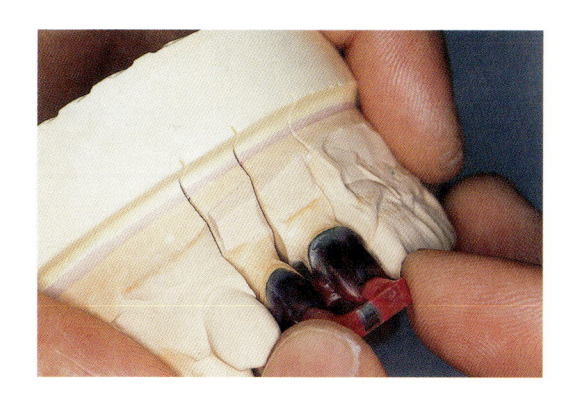

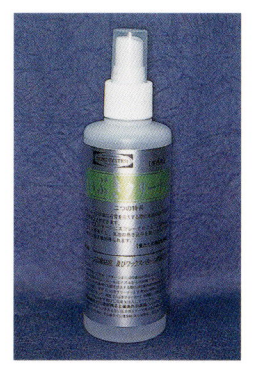

図2-12 いぶきクリーナー(デンタル アルファ)。

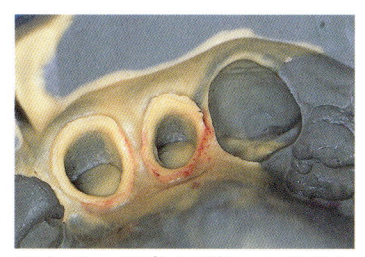

図2-13a 石膏の面粗れの原因となる血液や唾液。

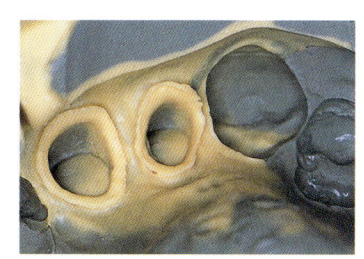

図2-13b 清掃後の印象。

平行性がない場合はワックスパターンが割れる場合があり、抜き取りが非常に困難である。
③材料のコストがかかる。
　2本のダウエルピンと鞘を使う。また、二次石膏に超硬石膏を用いる。

V. 石膏の注入

　印象材の清掃のため界面活性剤(**図2-12**)をスプレーし、水で洗い流す。その後水分を飛ばし、今度は界面活性効果のためにスプレーし、エアなどで十分液を飛ばし、石膏を注入する(**図2-13a、b**)。

VI. 作業用模型製作の前準備

　臨床の現場では、石膏模型(印象から外された状態の模型)により、作業を行ないやすいものと行ないにくいものがある。模型製作に適した状態にするためにその前準備として、印象のカットやボクシングなどを行なっている。

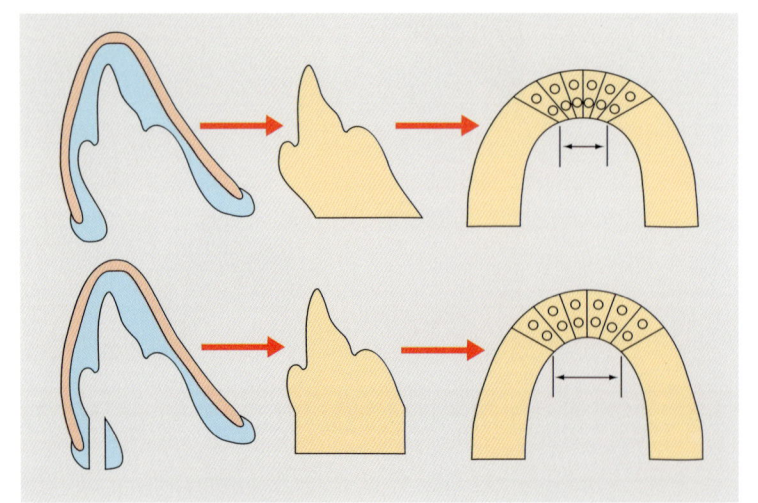

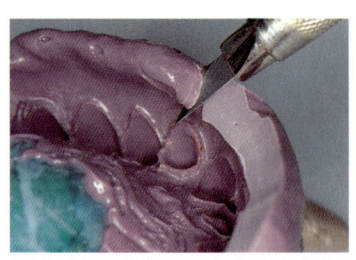

図 2 -14b 印象カットを行なうときは、良く切れるナイフを用いる。切れないナイフを用いると、印象を変形させる原因となるからである。

図 2 -14a 口腔前庭部の印象カットをせずに前歯部の作業用模型を製作すると、ダウエルピンの植立スペースがとりづらい。とくに舌側は狭く、ダウエルピンを切る恐れがある。印象カットを行なうと唇側にスペースができ、ダウエルピンを唇側寄りに植立でき、舌側のスペースを確保することも可能となる[5]。

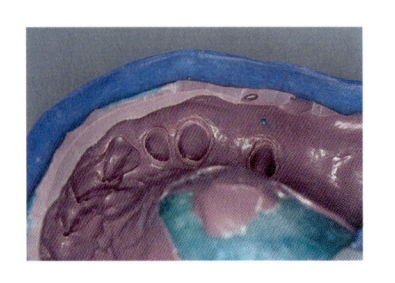

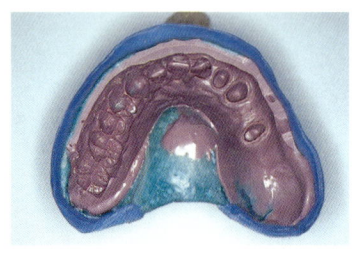

a | b
図 2 -15a、b ボクシングを行なうことにより、後の作業用模型の製作(ダウエルピン植立位置の決定やセパレートなど)が進めやすくなる。また、作業用模型製作上のエラー(ダウエルピンの切断など)も軽減される。

1．印象カットの目的

①上下顎前歯の作業用模型製作時に、唇舌的な厚み(幅)がとれずに苦労することがある。その唇舌的な厚み(幅)を確保するために、口腔前庭部・歯肉頬移行部の印象をカットする(図 2 -14a、b)。カットするときは良く切れるナイフで行なう。

②印象から石膏を外すときも容易である。

2．ボクシングの目的

①支台歯が多い場合、部分的に高さがとれないことがある。ダウエルピンを植立する高さと幅を確保するために、ボクシングを行なっている(図 2 -15a、b)。この作業を行なうことにより、後での修正(石膏の盛り足しなど)の手間が省け、結果的に作業用模型の製作時間の短縮につながる。

②必要な幅や高さを定規で計りボクシングすることにより、必要以上に石膏を盛ることがなくなる。

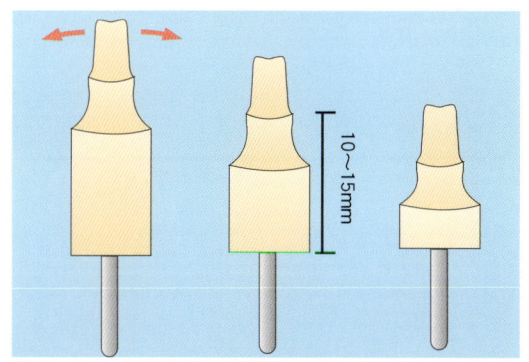

図2-16 ダイの高さが高すぎると横揺れを起こし、短かすぎると作業しづらくなる。ダイの高さは、マージンから10～15mm程度が適切ではないかと思われる。

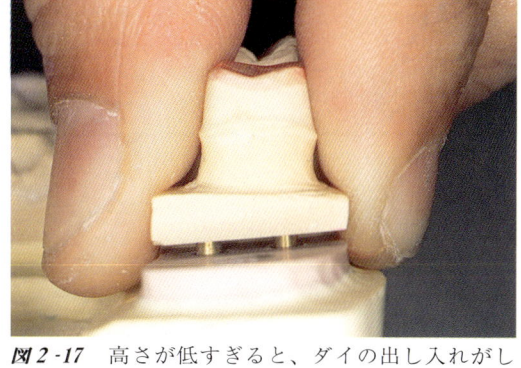

図2-17 高さが低すぎると、ダイの出し入れがしづらい。

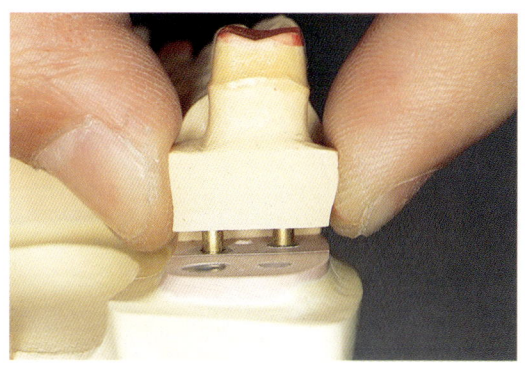

図2-18 適切な高さがあると、ダイの出し入れがしやすく作業が進めやすい。

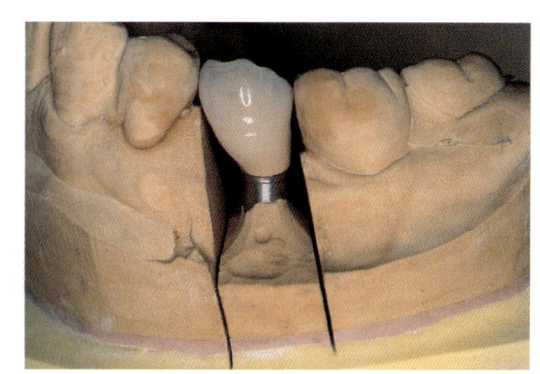

図2-19 インプラント技工の作業用模型製作時は、石膏内にラボアナログが埋まっているため、ダイの高さが高くなることがある。

Ⅶ. 作業用模型の製作過程
1. 石膏模型のトリミング

　この作業で作業用模型の高径を決めるわけだが、作業用模型の厚みについて述べる。ダイの上下的厚み（高さ）が高すぎると横揺れを起こし（**図2-16**）、ダイの位置関係が不安定になる。短かすぎるとダイをしっかり保持できず、ダイ模型の出し入れがしづらい（**図2-17**）。

　著者らは、支台歯をトリミングした後でも、しっかりと指で持て、着脱がスムーズに行なえる10～15mmぐらいの高さが適切ではないかと考える（**図2-18, 19**）。

　また、トリマーによっては基底面が粗らくなり、ダイの戻りが悪くなる可能性があるので、耐水ペーパーで表面をスムーズに仕上げる。ただし過度な仕上げは、分離剤や石膏のぬれを悪くする。

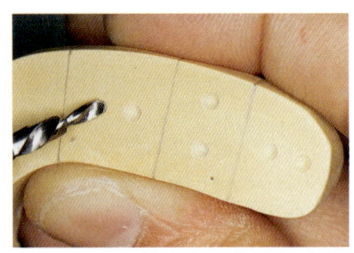

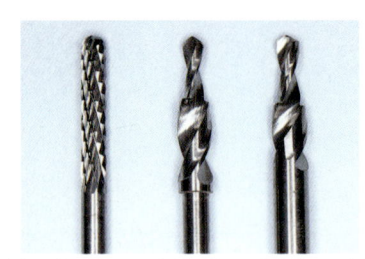

図2-20、21　植立穴の位置を正確に開けるために、ガイドとなるくぼみを掘る。このときに使用するバーは、先が丸いバーを使うとピンドリルが滑ってずれることがあるので、先の尖ったものを使う。もし先が丸いバーを用いるならば、少し深く掘ると良い。左から、先が丸いバー、バードピース専用のドリル、ピンドリル専用のドリル。

口蓋部はセンタートリマーで削り、作業用模型の幅を決める（ピンデックスシステムピンを用いる場合、2本のダウエルピンを植立するため12～17mm程度が良い）。

2．分割ラインとダウエルピンの植立位置決定

作業性の良い分割ラインを設定し、ラインに沿ってセパレートすることにより、ダイの出し入れを容易にし、分割の際にダウエルピンを切るという失敗を防止することができる。とくに前歯部などではダウエルピン植立のスペースが狭く、セパレート時に口蓋側のダウエルピンを切ってしまうことがあるので、やや唇側寄りにダウエルピンを植立する。

3．ガイド穴と植立穴[4]

ピンドリルを用いることにより、植立穴をほぼ平行に掘ることができる。ピンドリルには、誘導の意味でライトが付いているものがある。しかし、それではわかりにくく穴がずれたりすることがある。著者らは穴の位置を正確に開けるために、ガイドになるくぼみ（ガイド穴。**図2-20**）を掘っている。そのとき、ハンドピースに付けることのできるドリルを用いることにより（**図2-21**）、ずれがなく正確な位置に植立穴を掘ることができる。

4．ダウエルピン植立

ダウエルピン植立には瞬間接着剤を用いる。瞬間接着剤はあふれないように注意し、ダウエルピンと石膏模型を確実に付けることが大切である。瞬間接着剤があふれた場合は、ナイフなどを用いて取る（**図2-22、23**）。また、ダウエルピンを植立するときにはダウエルピン同士の平行性に注意する（ひとつのダイに

図2-22, 23 ダウエルピン植立には、瞬間接着剤を用いる。あふれた場合は、ナイフなどで確実に取り除く。

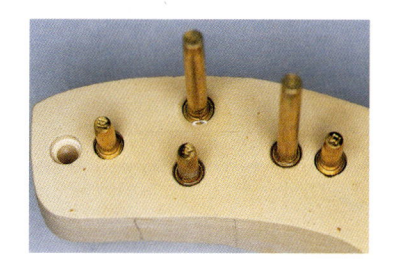

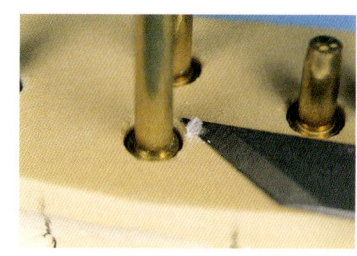

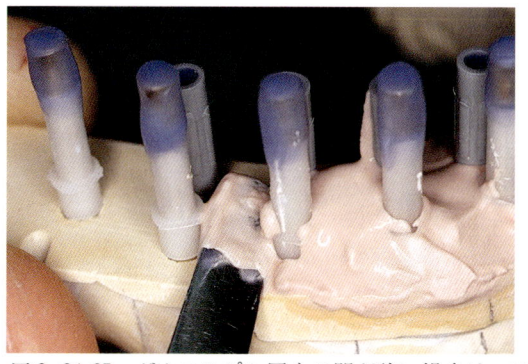

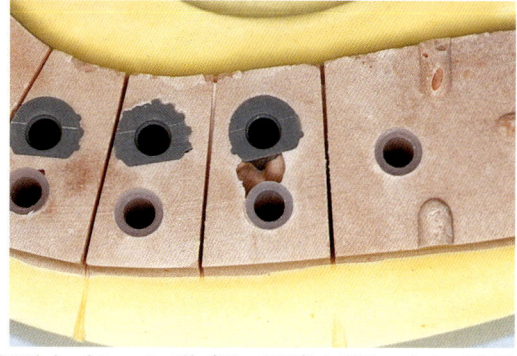

図2-24, 25 ダウエルピン同士の間が狭い場合は、二次石膏が入りづらいので注意して石膏を盛る。また二次石膏の硬化時に二次石膏を触ると、ダイ模型と二次石膏の剥離の原因となるので触れないよう注意し、できるだけ手早く行なう。

2本のダウエルピンを植立するピンデックスシステムピンを用いた場合)。平行性に大きなくるいがあれば、支台歯は抜けなかったり、最悪の場合には支台歯が壊れることがある(1度壊れると修復は困難である)。

5. 二次石膏築盛

二次石膏築盛時に、ダウエルピン同士の間が狭く二次石膏が築盛しづらい場合があるので注意して行なう(**図2-24, 25**)。築盛する量は3〜5mm程度にしている。築盛する量が多すぎると二次石膏の硬化膨張の影響を受け、接合部の精度を高めることはできない。反対に少なすぎると、ダイを着脱するときに剥がれてくることがある。

6. 三次石膏硬化後の余剰石膏のトリミング

余剰石膏のトリミングには、良く削れるバーを用いて慎重に行なう。削れないバーを用いると、振動や衝撃により接合部にダメージが出ることがある。1度接合部にダメージが出てしまうと修正できず、ダイの戻りの確認ができなくなる(**図2-26**)。

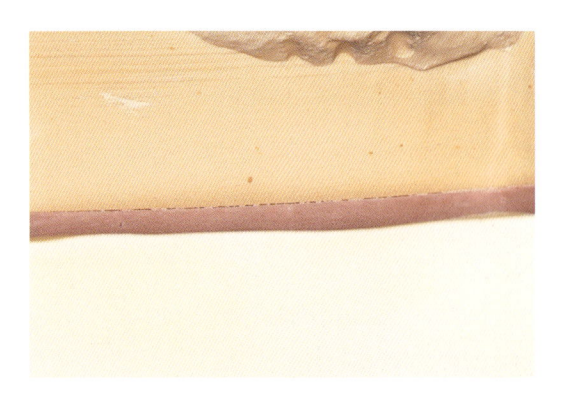

図2-26　1度接合部にダメージが出てしまうと、修正することができず、ダイの戻りの確認ができなくなる。

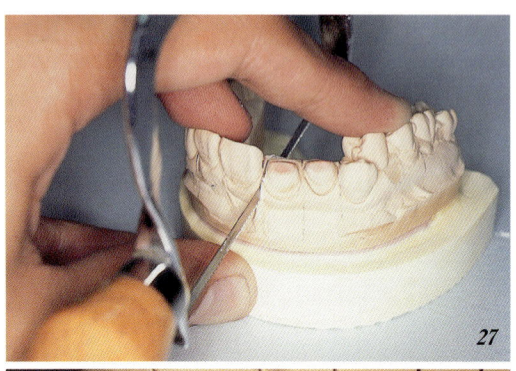

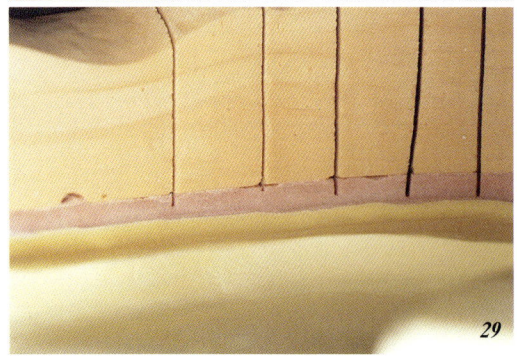

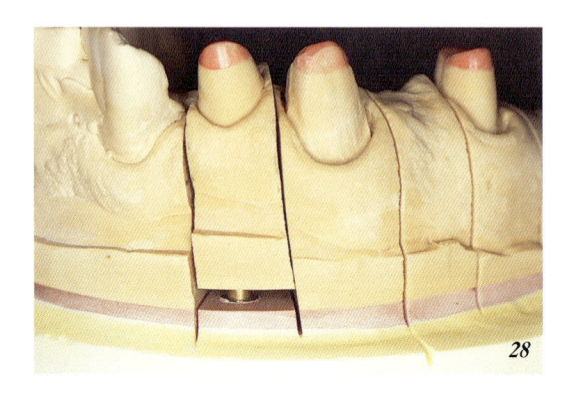

図2-27　セパレートするときのポイントは、まずしっかり固定することである。利き腕のほう（鋸側）に力を入れすぎると、模型が動いてうまくいかない。できるだけ大きいストロークで行なうと、うまくセパレートできる。
図2-28　ムダな力を入れすぎてセパレートが曲がってしまった例。ダイの出し入れがしづらくなり、後の技工作業もしづらくなる。
図2-29　接合部付近は鋸がぶれるとチップすることがあるので、とくに注意してセパレートを行なう。

7．セパレート

　分割ラインに沿い、まっすぐにセパレートする。その際、模型が動かないように押さえる。押さえる位置は、支台歯のない部分でセパレートしやすい位置を選ぶ。もし曲がってしまうとダイの着脱がしづらく、後の技工作業が進めづらくなる（図2-27～29）。

　また、マージン同士が近接していて上から切れない場合は、著者らはダイをブロックで抜き取りダウエルピン側から切っている。この際は、マイクロスコープ下でナイフを用いて近接部

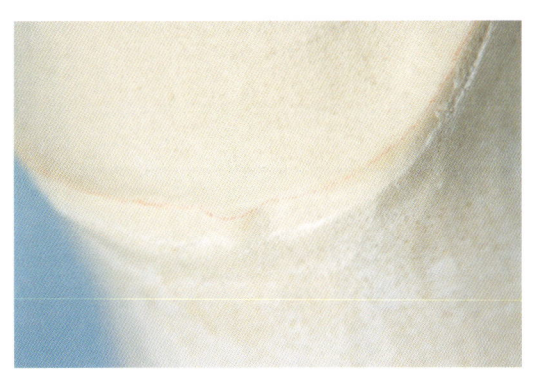

図2-30 マージンラインが太いと、マイクロスコープ下でマージンを合わせるときにわかりづらい。マージンラインは、できるだけ細く1本のラインになるように引く。

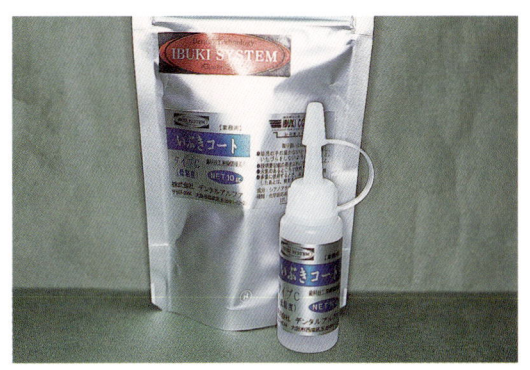

図2-31 マージンラインは確実に固定するが、被膜は薄いほうが良い。図は、いぶきコート（デンタル アルファ）。

に切り込みを入れ、マージン付近で割るようにしている。最後まで切ってしまうと、マージンを破損する可能性があるからである。

8．トリミング

まず、良く削れるバーを用いて支台歯の周りを大まかに削る。その後、マイクロスコープを用いチップに注意しながらマージン近くまで削り込む。

最後は、マイクロスコープ下で良く切れるナイフを用いて仕上げる。マージンラインは、シャープペンシルの芯を細く削りマイクロスコープ下でラインを引く。できるだけ細く1本の線になるように行なう（**図2-30**）。このラインを目標としてワックスアップやメタルの適合などを行なうのだが、このままではすぐにラインは消えてしまうため、石膏コーティング材（**図2-31**）を用いてラインを支台歯に定着させる。

まとめ

JIADS模型法は、質が高く良い模型ではあるが臨床上の問題点も多く、著者らの歯科技工所では使用するケースを選んでいる。しかし、この模型で得たこと（接合部の大切さ）やさまざまな工夫を通常の模型（シングルのテーパーつき鞘なしダウエルピンを用いた模型）にフィードバックして、質の向上を目指している（**図2-32, 33**）。

どのような模型であっても、つくり手の模型製作に対する取り組み方いかんによって、質の高い模型にも低い模型にもな

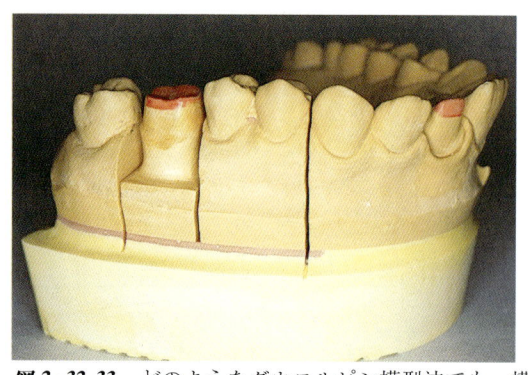

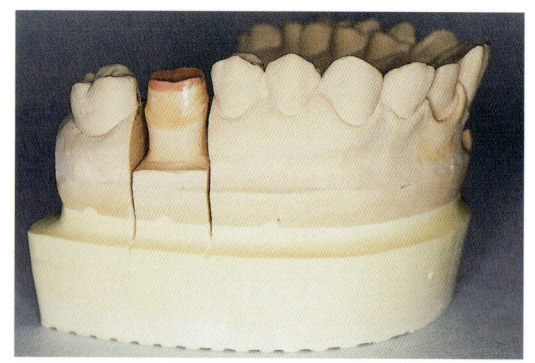

図2-32, 33 どのようなダウエルピン模型法でも、模型のつくり方と扱い方を理解していれば、臨床上問題ないと思われる。大切なことは、作業ひとつひとつのステップをていねいに、気持ちを込めながら進めていくことである。そうすることにより後の作業もしやすくなるのでは、と考えている。

る。これは模型製作にとどまらず、その他すべての技工作業にも通じているのではないかと思われる。

おわりに

著者らは、決して「きれいな模型づくり」を目指しているのではなく、質の高い補綴物をつくることを目指している。しかし完成度の高い補綴物をつくるためには、正確できれいな模型が不可欠となってくる。また、質の高い模型をつくったとしても、その模型を傷めずに作業を進めることは、さらに困難なことである。まして、著者らのような分業により作業を進めている歯科技工所では、個々の意識や能力を高めなければなしえない。

基本作業の重要性の再認識を期に、今後も基本に忠実に、ひとつひとつの作業の意味を考え、改良すべき点は改め、技工に取り組みたい。

参考文献

1. 藤本研修会マニュアル：J. F. Occlusion & Prosthodontic, Postgraduate course, No.2, L3～7, 1990.
2. 中村公雄, 宮内修平, 森田和子, 多田純夫, 藤井康伯, 重村 宏：現代の臨床補綴. 169～195, クインテッセンス出版, 東京, 1998.
3. 重村 宏, 河村雅広, 橋本圭一郎：クラウンブリッジにおける作業用模型 その3（最終回）. QDT, 22(10), 40～57, 1997.
4. 川崎従道：初心者のためのブリッジ製作法 第1回 作業用模型の製作と咬合器装着. QDT, 24(5), 66～73, 1999.
5. 西島本周二：パーソナルコミュニケーション, 1997.
6. 重村 宏：パーソナルコミュニケーション, 1999.

第3章

■ワックスアップ（外形）

今西正史／元木雅之／金井武敬

ワックスアップ(外形)
—三次元空間へのいざない—

はじめに

　歯科医療に携わる歯科技工士の役割は、患者の口腔内改善のため歯科医師・歯科衛生士とともに、いかにより良い補綴物を作製するかにある。

　ところが長い期間の中で著者らは、ポーセレンなどの審美性(色調・形態)や、一見高度で複雑なものをいかに作製するかということに気を取られていたように思う。そして、それらの手法を学ぶためさまざまな講習会に参加し、習得した技術を外注ラボとしてアピールしてきた。

　しかし、このことで患者の口腔内をどれだけ改善できたのであろうか。逆にダメージを与えてしまった場合もあるのではないだろうか。確かに、複雑な補綴物を作製する技術も必要であるが、失われた天然歯の一部もしくはすべてを、多方面にわたって最小限のリスクに止めながら回復させることが、より重要なのではないだろうか。

　もとより、われわれのつくった補綴物(人工臓器)が、本来そこにあった天然歯の機能を100％回復できるとは思っていない。悪くなっていく口腔内の諸条件の中で、「いかにして本来あった機能に近づけるか」ということをつねにわれわれの命題にしていきたいと思っている。

　本章のテーマである"ワックスアップ(外形)"は、欠損部を三次元的に再構築する作業である。そこには、形態回復にあたって単に必要条件を満たすのみではなく、機能面や歯周組織への配慮が造形美というものになって表現されると考えている。

　本章では、適切な材料を、正しい手法を用いて、効率良く、完成度の高いワックスアップのための考察や実践を著者らなりに述べる。

図3-1a　ワックス分離剤。従来型。
図3-1b　ワックス分離剤。新式型。

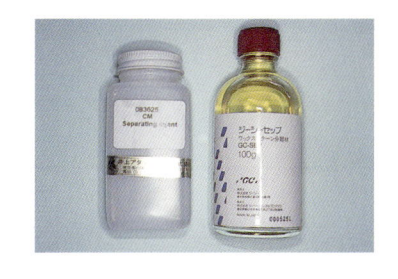

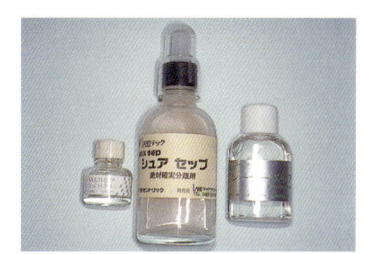

a|b

I．ワックスの利点・欠点

　ワックスは非常に不安定であるが、歯科技工業界ではなぜいまだにこの材料が主流なのであろうか。そして、なぜワックスを使用するのかを考えてみる。
　まず利点として、以下の点が挙げられる。
①化学反応を応用したり、特殊な器材を必要とせず操作性が良い。
②支台面の不確定要素(面の粗らさ)を相殺するだけの軟らかさがある(軟質ワックス)。
③パターン全体の抜き取りの際、変形を防ぐだけの硬さがある(硬質ワックス)。
④安価である。
　つぎに欠点として、以下の点が挙げられる。
①熱膨張・熱収縮が大きい。
②一定以上の外力で簡単に変形してしまう。
③術者の技量の影響が大きい。
　このようなことを踏まえ、用途に応じてそれぞれのワックスの特性を生かしてワックスアップを進めるべきと考えている。
　以下に、著者らが臨床で行なっている方法を紹介してみる。

II．ワックスアップを行なううえでの問題点

　キャストクラウンのワックスアップを行なう場合、歯型からワックスパターンを外すために、ワックス分離剤が必要となる。この分離剤の扱い方が、適合に関して大きく影響すると思われる。
　著者らは、歯型の形状および条件によって2種類のワックス分離剤を使い分けている。これらの分離剤は、まったく別の性質を有し、扱い方も異なる。表記方法も確立されていないため、本稿では従来からある分離剤を従来型、新しい分離剤を新式型と表現した(**図3-1a、b**)。

1．従来型分離剤（GC セップ［ジーシー］、CM セップ［センザメトウ］、etc.）

従来からある一般的な分離剤である。この分離剤は、塗布する厚みをコントロールすることがポイントである。基本的には薄く塗布し、ワックスが浮き上がりにくくする。分離剤を厚く塗布することは簡単であるが、薄く塗布するのは意識的に行なわなければできない。

著者らは感覚的ではあるが、分離剤の付いた筆はティッシュペーパーで余剰分を吸い取り、そののち歯型に擦り付けるように塗布し、歯型表面が少し光沢が出るくらいにしてワックスアップに入る。ただし稀に、適合を緩く、すかしたい箇所（支台歯にグルーブがある場合など）は少し厚めに塗布し、収縮の大きいワックスを使用する場合もある（**図3-2 a、b**）。

2．新式型分離剤（シュアセップ［ラボテック・クリエイト］、マルチセップ［ジーシー］、シーサーバリア［デンタル アルファ］、etc.）

従来型分離剤に比べて表面の被膜が薄いため、ワックスの浮き上がりが少ない。言い換えれば、乾燥させて（完全にドライな状態にはなっていないが）使用するので密着度が良いと言える。金属面にワックスアップする際、また歯型の軸面の角度が甘いときなどは有効である。しかし歯型に微妙なアンダーカットがあるとき（たとえば、ダイヤモンドバーの傷が残っている軸面が平行に近い歯型など）は、密着しすぎてパターンを外すときに変形を起こしやすいという欠点ももっている。

塗布する厚みのコントロールに関しては、塗布してからティッシュペーパーで拭い乾燥させた後、ワックスアップ作業に入ることができる（**図3-2 c、d**）。

●検証①［従来型分離剤と新式型分離剤の比較実験］
・条件

2種類の分離剤が、実際に臨床上どのような違いがあるか見てみた。唇舌的にマージンの高さの違う歯型で、ひとつはテーパーの強いもの、もうひとつはパラレルに近い軸面で長い歯型（軸面にダイヤモンドバーの傷あり）を用意し（**図3-3**）、分離剤の違いによるワックスの浮き上がりの比較実験を行なった。

使用分離剤は、従来型分離剤にCMセップを、新式型分離剤にマルチセップを使用した。

図3-2a、b　従来型の塗布方法。
図3-2c、d　新式型の塗布方法。

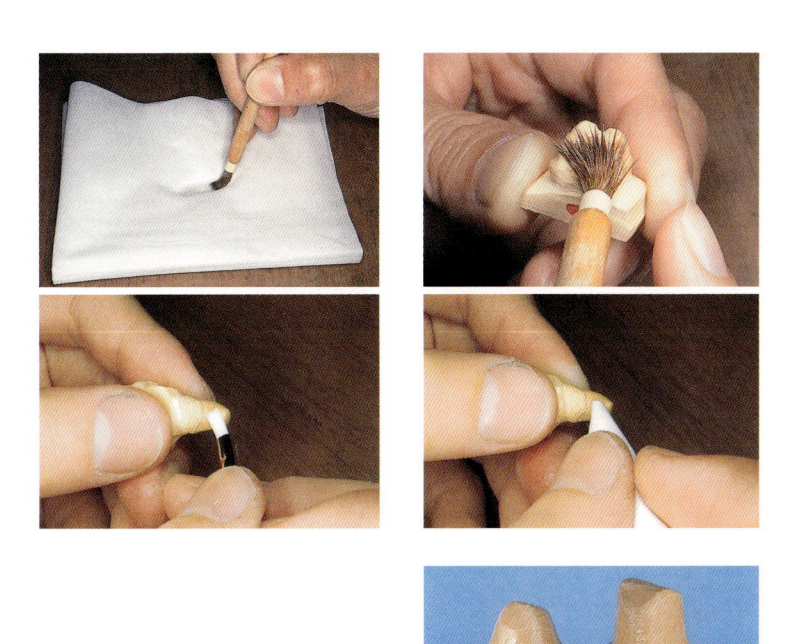

a|b
c|d

図3-3　実験に使用した歯型。

　それぞれの支台歯にそれぞれの分離剤を塗布し、コーピングを作製し、外形回復後、開窓しマージン再調整を行ない、埋没・鋳造ののち適合させてから、唇舌的に縦に切断し、唇側内面の浮き上がりを調べた。

・結果

　テーパーの強い歯型の場合では、CMセップもマルチセップも浮き上がりが見られたが、マルチセップのほうが浮き上がりが少なかった(**図3-4**a、b)。

　コーピング作製時にワックスを圧接すれば、浮き上がりも少なくなると予想されたので、パラレルな歯型での実験ではコーピングを圧接した。その結果CMセップでは、浮き上がりも少なく適合していたが、マルチセップの場合マージンが開いていた。おそらく、パターンを抜くときの変形であると思われる(**図3-5**a、b)。

・考察

　新式型分離剤は、通常開きやすいケース(テーパーの強い短い支台歯)に有効である。また、クラウンマージン再調整時に再

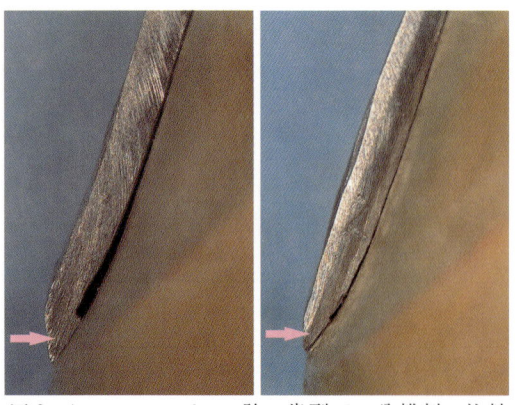

図3-4a、b テーパーの強い歯型での分離剤の比較実験。**a**：CMセップ。**b**：マルチセップ。両方とも浮き上がりが見られた。歯頸部(矢印)は、マージン再調整のため接合している。　　　　a｜b

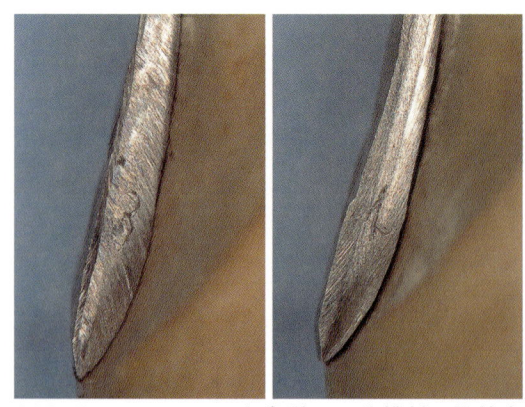

図3-5a、b パラレルな歯型での分離剤の比較実験。**a**：CMセップ。浮き上がりが見られなかった。**b**：マルチセップ。マージンが変形していた。　　　　a｜b

塗布の必要性が少ない。言い換えれば、分離効果が持続していると言える。反面、支台歯軸面がパラレルに近い場合や、支台歯表面の状態の悪い場合(面粗れ、アンダーカット)には、パターンを変形させてしまう恐れがあり不向きである。そのため、このような場合は従来型分離剤のほうが有利である。

ただし、抜けやすさはそのままパターンの浮き上がりにつながるので、パターンが抜ける範囲で薄く塗布するには熟練が必要である。現在著者らは、新式型の分離剤シーサーバリアを使用している。

Ⅲ．ワックスの使い分け

1本のクラウンを作製する場合でも、適材適所にそれぞれワックスの特性を生かしたいと考えている。そのため、適切なワックスを使用し、ポイントを押さえて効率良く作業を進めることが重要であると考えている。

1．使用するワックスの種類(図3-6)

a) 内面コーティング用ワックス
- 軟質、粘性。
- 粘性があり、歯型に密着させるために使用する。
- スペシャルキャスティングワックス(デントラム)、SCワックス(モルテン)など。

b) 歯頸部用、コーピング用ワックス
- 中硬質。

図3-6 使用ワックスの種類。

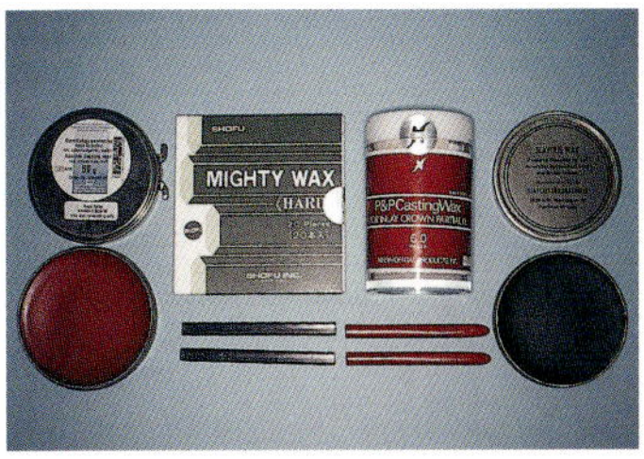

- マージンより歯冠全体の強度を確保する。適度な硬さ(軟らかさ)があり、パターンを抜くとき微妙なアンダーカットがあっても、ある程度もちこたえてくれる。
- マイティワックスハード(松風)、ミディアムインレーワックス(ジーシー)など。

c) 形態回復用ワックス
- 硬質。
- 使用ワックスの中でもっとも硬くかつ脆いので、彫刻しやすく開窓が容易である。
- キャスティングワックス(ニッシン)、レッドインレーワックス No. 6 (SS.ホワイト)など。

d) マージン回復用ワックス
- 軟質、低粘性。
- 低粘性であるため切れが良い。
- スライクリスワックス(日機装)、パラフィンワックス(ジーシー)、etc.

●検証②[盛り上げ圧接法とディッピング法の比較]

*検証①*で使用したテーパーの強い歯型に、それぞれの方法でコーピングを作製し、*検証①*と同様に内面の浮き上がりを見た。ワックス分離剤はウェット系・ドライ系の両方を使用した。

- 結果

盛り上げ圧接法は、両方の分離剤とも内面の浮き上がりは少なく大差なかった。また、ディッピング法では両方ともわずかな内面の浮き上がりが見られた(**図3-7a、b、図3-8a、b**)。

- 考察

盛り上げ圧接法でコーピングを作製すると浮き上がりも少なく、厚みのコントロールを確実に行なえば、従来型・新式型どちらの分離剤で比較しても遜色ない。

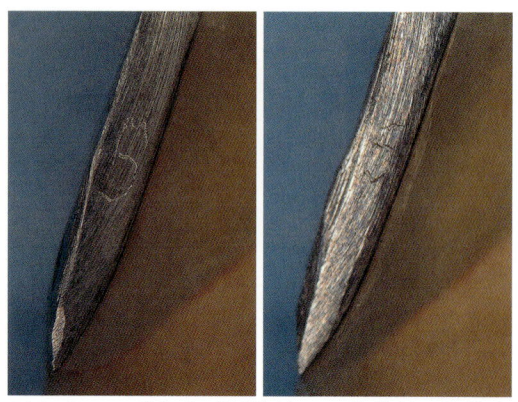

図3-7a,b 盛り上げ圧接法での分離剤の比較実験。**a**：CMセップ。**b**：マルチセップ。どちらも適合が良かった。　　　　　　　　　　a｜b

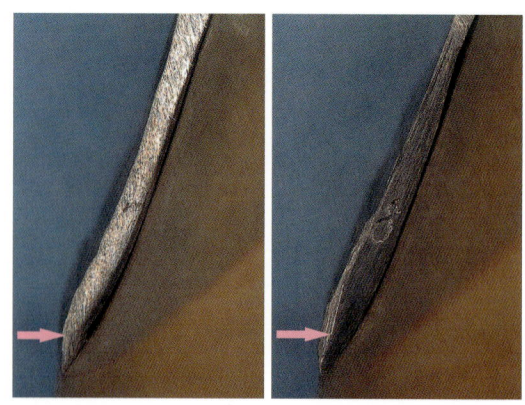

図3-8a,b ディッピング法での分離剤の比較実験。**a**：CMセップ。**b**：マルチセップ。どちらも浮き上がりが見られた。歯頸部（矢印）は、マージン再調整のため接合している。　　　a｜b

　ディッピング法は、予想通り収縮が大きく浮き上がりが見られた。1度開いたコーピングは、その後の操作で元に戻すことはできず、適合が甘くなる。言い換えれば、適合の良いキャストクラウンを求めるうえで分離剤のコントロールも重要だが、コーピングの作製も非常に重要であると思われる。

IV．作業工程
1．コーピングの作製
　コーピングの作製ステップについて、**図3-9a~i**に従って説明する。
　この論を「QDT」誌に連載した当初の著者らのワックスアップの方法と、現在のワックスアップの方法では劇的な変化があった。それは、重村による無圧接法というワックスアップのシステムが発表され、そのクオリティの高さと効率の良さを実際に活用してみて実感するに至ったためであった[7]。
　ここで重村による無圧接法の概略を説明すると、まずワックスと空気の関係がある。ワックスが収縮したとき、浮き上がったり、めくれ上がったりするのは、ワックスと歯型の間に空気が入り込むからであり、その空気が入り込まなければ、必然的にワックスは浮き上がらないということになる。そのために歯型のマージンより下をワックスで焼き付け、ワックスパターン内面を密閉化することと、分離剤の揮発による微妙な浮き上がりを防ぐ手立てを打つことが重要となる。同様の考え方は、針尾氏らによって大気圧圧接法としてすでに紹介されているとこ

ろであるが、微妙なワックスの浮き上がりと分離剤の関係から著者らは無圧接法を採用している。この無圧接法を有効に機能させるためには、辺縁下のワックスの焼き付けによる密閉化、ワックス分離剤の改良(シーサーバリア)、ワックスの特性の活用(ワックスの理工学的安定)、および歯型の表面処理(石膏表面の完全なシーリング)などの条件を満たす必要がある。詳細は「QDT」2002年2月号の重村、佐藤論文を参照されたい。

図3-9a 分離剤の塗布。塗布する厚みのコントロールに関しては、さほど気にせずとも良い。マージンから1mm外まで塗布し、それ以上は塗布しない。

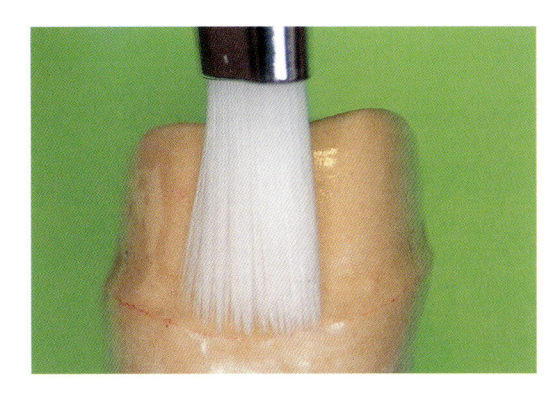

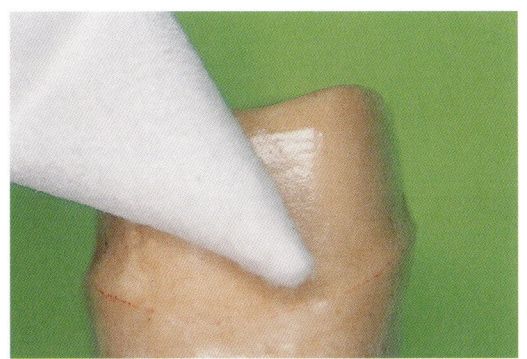

図3-9b 拭き取りは十分に行う。

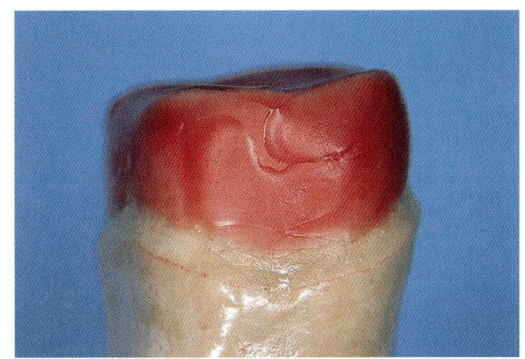

図3-9c 支台歯に薄くスペシャルワックスをマージンから1〜2mm空けて盛る。

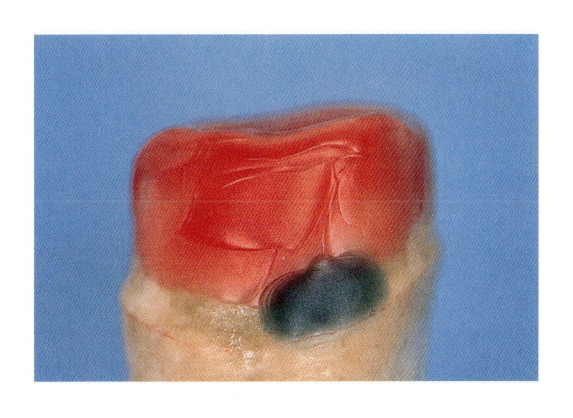

図3-9d マージン部の補強のためのマイティワックスハードを盛る。

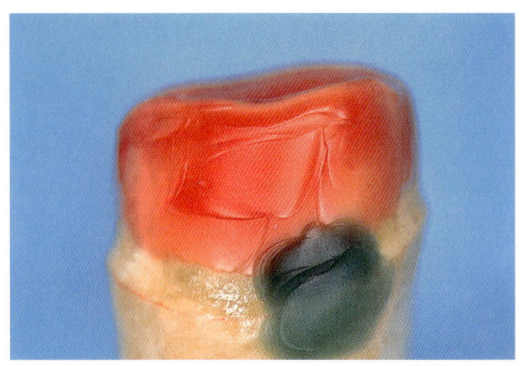

図3-9e マイティワックスハードを築盛後、すぐさまスライクリスワックスをマージンより下の分離剤を塗布していないところまで盛り、焼き付ける。

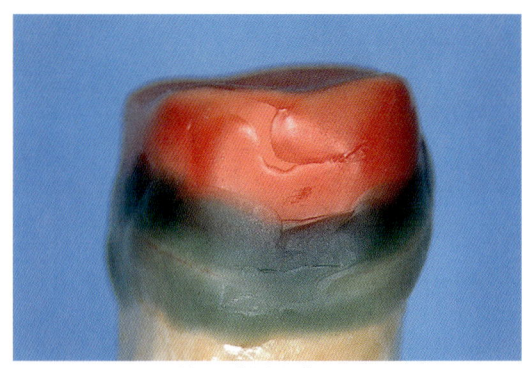

図3-9f 同じ要領で全周を盛る。

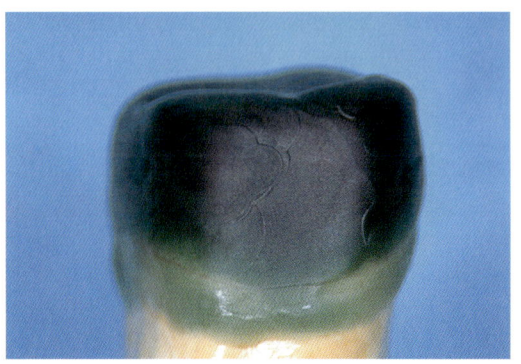

図3-9g 均一な厚み(0.3〜0.5mm)でマイティワックスハードを盛る。

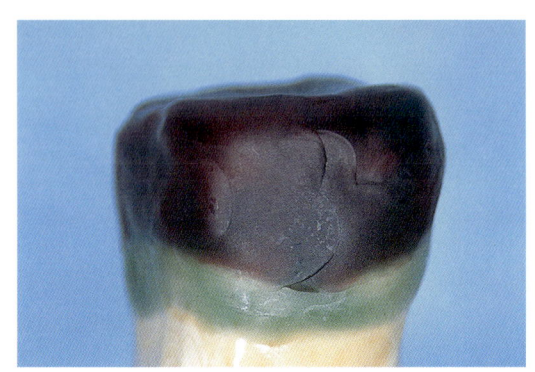

図3-9h レッドインレーワックスNo.6で全体にコーティングする。

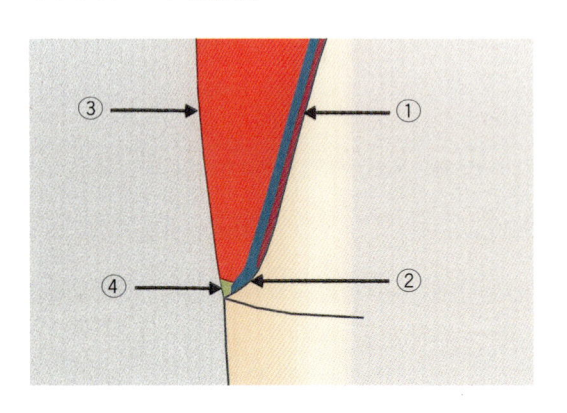

図3-9i コーピング断面図。①内面コーティング用ワックス(軟質・粘性)、②コーピング用ワックス(中硬質)、③形態回復用ワックス(硬質)、④マージン回復用ワックス(軟質・低粘性)。

2. 形態回復（盛り上げ法）

形態回復のステップについて、**図3-10a〜m** にて説明する。

（注）本稿では、見やすくするためグレーワックスを用いたが、臨床では用いていない。理由については後半に解説する。

図3-10a 歯型を模型に戻しクリアランスを確認して、まず隣接面コンタクトのところに、これから使用するワックスとは違った色のワックスを盛る。これによって最終的にコンタクトの研磨しろを盛るときの目安にする。

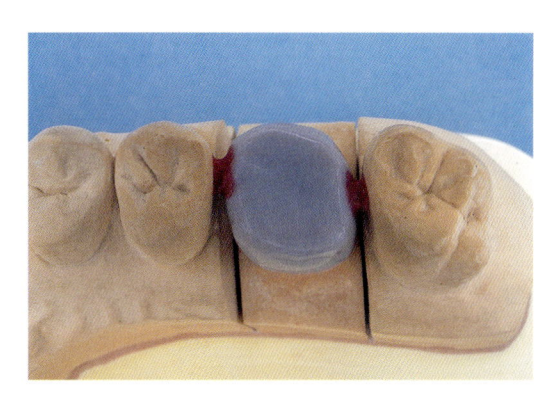

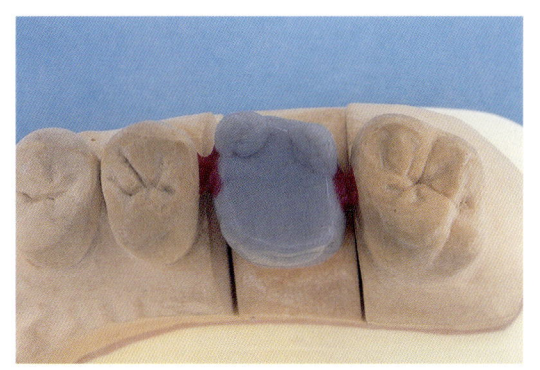

図3-10b ワックスコーンで頬側咬頭頂を設定する。隣在歯咬頭の高さとバランスを合わせる。

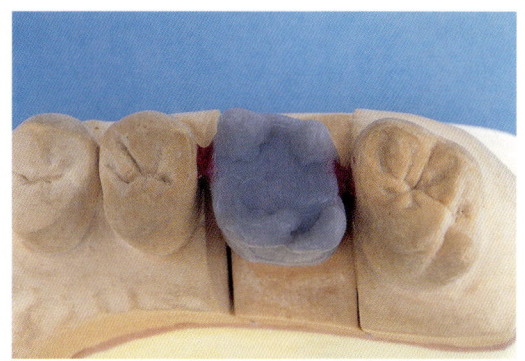

図3-10c 舌側咬頭頂を設定する。側方運動をして干渉を起こしていないか（咬合様式としてディスクルージョンかグループファンクションによって、異なる調整を行なう）を確認する。

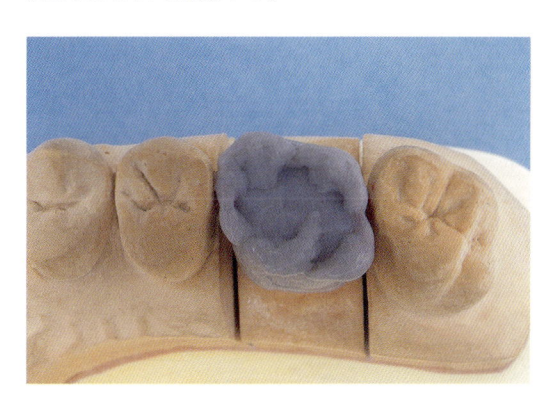

図3-10d マージナルリッジを作製する。いわゆるフィッシュマウスと呼ばれるものである。このときも側方運動での干渉がないか確認する。

第3章 ワックスアップ（外形）

$\frac{e\,|\,f}{g}$

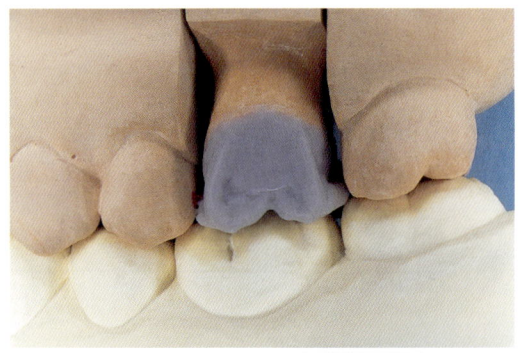

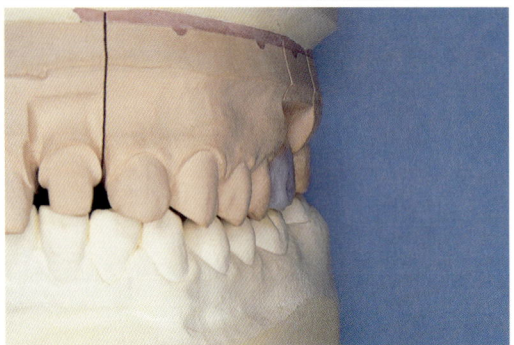

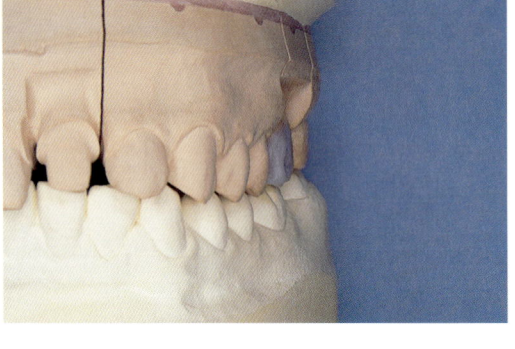

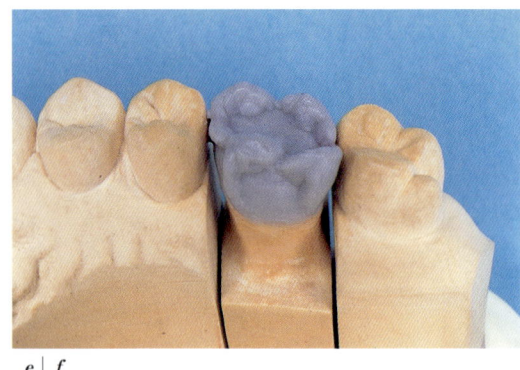

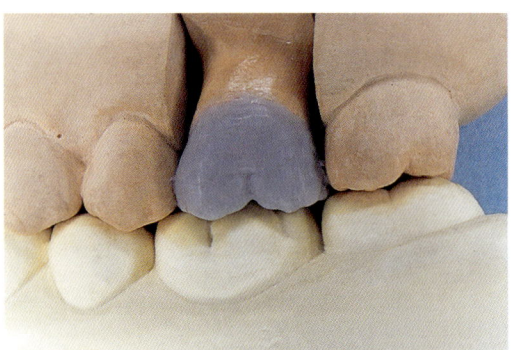

図3-10e〜g 軸面の豊隆の基準を設定する。そのとき隣在歯とのカントゥアのバランスを合わせる。

図3-10h、i その間を埋めるようにして軸面の外形を盛り上げる。

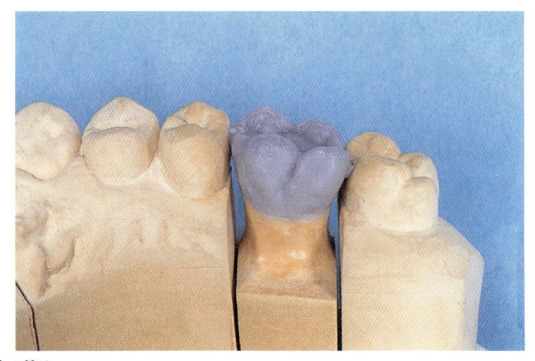

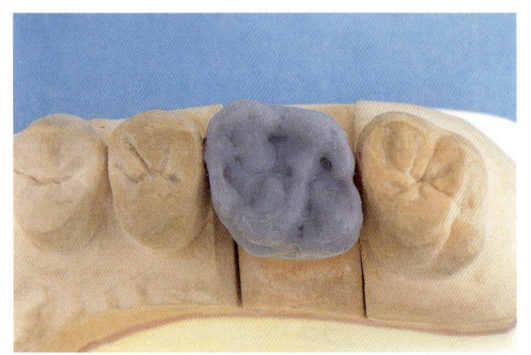

$h\,|\,i$

図3-10j 三角隆線を盛り上げる。1度に盛らず、2〜3回に分けて盛る。対合歯とコンタクトする面積は直径1mmぐらいで良い。

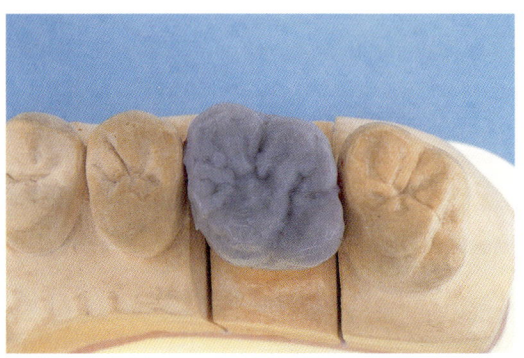

図3-10k 副隆線を盛り上げる。主隆線の高さを越えないようにする。

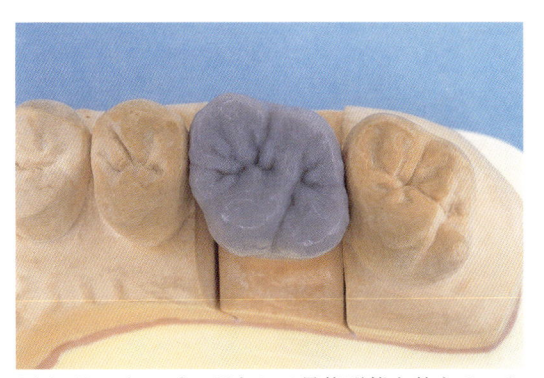

図3-10l カービングをして最終形態を整える。ただし削るというのはムダな作業なので、盛り上げ形態で作製しカービングは最小限にとどめるべきである。マージン再調整に入るが、これについては次章に述べることになる。

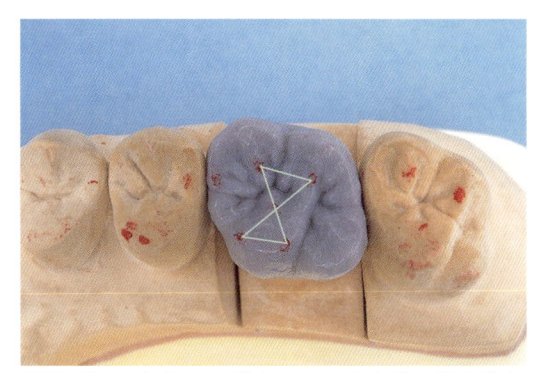

図3-10m オクルーザルコンタクトは、基本的に5点を接触させるようにしている。そのほか辺縁隆線などは可能なら接触させるが、当てられない場合もある。そして、オクルーザルコンタクトの追加を行なう。

V. 隣接コンタクトの最終調整

キャストクラウンなどの作製の要件のひとつに、隣接コンタクト(以下、コンタクトとする)の回復がある。コンタクトとは理想的には点状を成すものであるが、口腔内ではわずかに摩耗して小さな面となっていることが多い。通常、ワックスを多めに盛り上げ研磨の段階で調整しようとすると、一見簡単そうだが、意外に難しいので悩んでいる歯科技工士も多いのではないだろうか。

理想的なコンタクトの状態を以下に挙げてみる。

①コンタクトの位置

前歯のコンタクトは歯の厚さの中央にあり、臼歯では頬側約1/3のところにある。

②コンタクトの高さ

前歯のコンタクトは歯冠側約1/5、臼歯では1/3のところにある。低くすると食片圧入が起こりやすく、高すぎると下部鼓形空隙が大きくなり不潔域が広がる。

③コンタクトの強さ

天然歯では歯列内で近心変位(偏位)しようとする。緩い接触点を与えると、歯間への食片圧入(フードインパクション)などのため歯肉炎を併発したり、隣在歯のう蝕の原因にもなる。きつい場合は患者の不快感が強く、歯牙の傾斜・捻転・移動などを起こし咬合異常をきたすこともある。口腔内では、50μmのコンタクトゲージが加圧によってやっと歯間を通る程度の接触状態が最適とされている。模型上のコンタクトと口腔内でのコ

図3-11a、b　最終段階で研磨しろを見込んでコンタクト部にワックスを盛り足す。遠心観。　a｜b

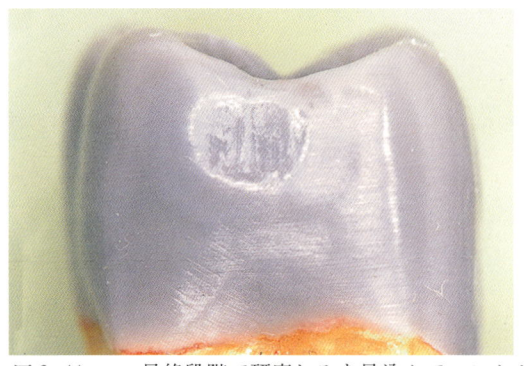

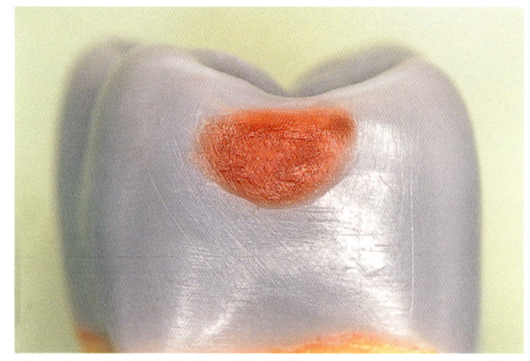

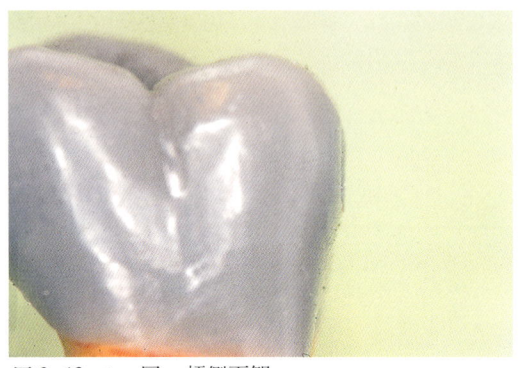

図3-12a、b　同、頬側面観。　a｜b

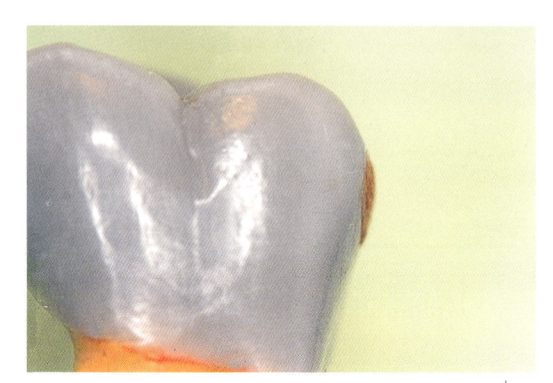

ンタクトの違い、そして歯周組織の位置関係を考えながら補綴物を作製しなければならない。

またワックスアップの最終段階で、研磨しろを見込んでコンタクト部にワックスを盛り足す(**図3-11a、b、3-12a、b**)。

過不足なく適切な位置にワックスを盛り足すのは簡単なように思われるが、このときのワックスの条件として、
①熱変形を防止するため溶解温度の低いもの、
②操作性の良いもの、
が挙げられる。

成書によれば、臼歯部では幅2.0mm、高さ1.0mm程度回復するとなっているが、実際の臨床では枠に当てはめることのできないケースも多い(**図3-13、3-14**)。

56

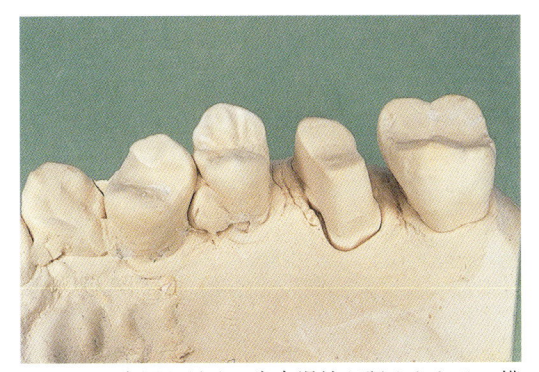

図3-13 歯冠が長く、歯肉退縮が認められる。模型上で判断するかぎり骨レベルの低下、動揺歯の可能性もあるので、強め・広めに仕上げる。(注意：担当歯科医師の了解を得ておく必要がある。)

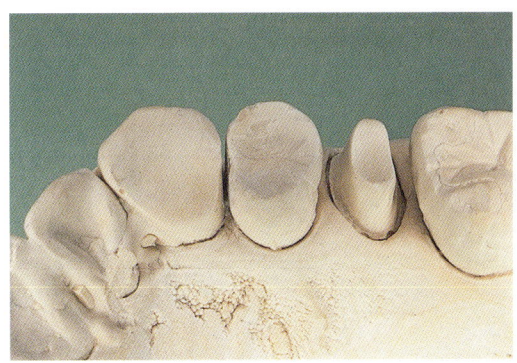

図3-14 |3 4 の間が開いている(コンタクトしていない)。|3 4 の空隙が|5 を作製するとき、どの程度のコンタクトの強さにすべきか注意する必要がある。

a | b

図3-15a 電気インスツルメント。
図3-15b 電気インスツルメントによるノンカービング形成。

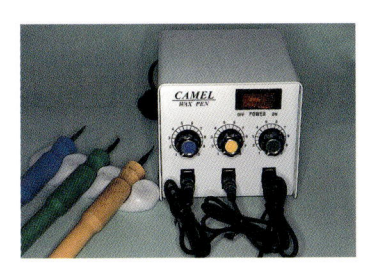

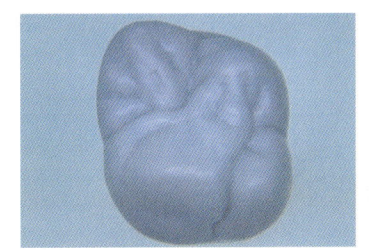

Ⅵ. ワックスパターンの最終仕上げ

　キャストクラウンの最終完成(研磨完了)を念頭に置いた場合、ワックスをどの程度仕上げておくかは術者によってさまざまな考え方・手法があると思われる。個人的な考えとして、ワックスアップ時に可能なかぎり溝(凹面部)を滑沢に仕上げることによって、研磨作業の負担とリスクを軽減できると思う(ワックスの段階で悪いものがメタルで良くなることはない)。

　著者らは臨床において、電気インスツルメントを用いてワックスアップを行なっている(**図3-15a、b**)。

・利点
①作業ストロークの短縮による効率化。
②一定温度によるワックスの盛り上げやすさとワックスの劣化の防止。
③作業環境の向上。

・欠点
①コードの存在による作業動作の制約。
②器種によっては熱量の限界がある。

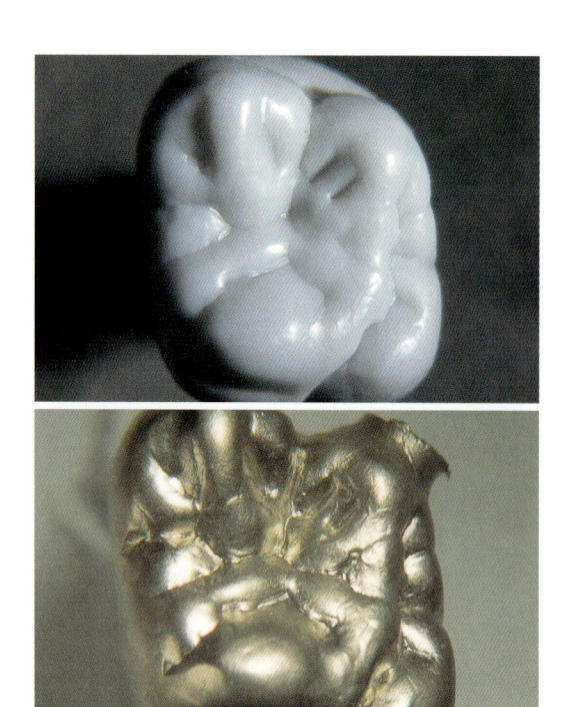

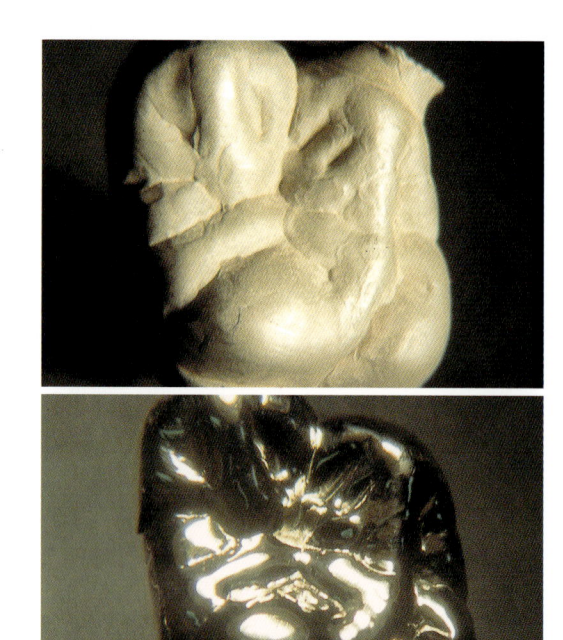

図3-16a〜d　a：ワックスパターン拡大写真。b：アズキャスト拡大写真。c：ガラスビーズ処理後の拡大写真。d：研磨後の拡大写真。

a	b
c	d

　経験則からは、火炎法に比べて過熱することが少ないので、ワックスの変形が少ないと感じられる。従来法より正確に盛り上げることができるのでカービングが最小限で済み、ワックス面の清掃が短時間で行なえ、また滑沢に仕上げることができる。このため、研磨に使用するポイント類が最小限で済み、研磨時間は以前よりも大幅に短縮することができる。日常の作業では、複数の補綴物を同時に作製するので一概には言えないが、単純に大臼歯1本に費やす時間を表わすと、ワックスアップ15分以内、研磨5分以内である。

　グルーブの研磨において、さまざまなポイントを使用して作業される方もおられると思う。果たして多くのポイントを使い時間を費やして研磨をする必要があるのだろうか？　ワックスの処理を適切に行なえば、驚くほど研磨は楽に行なえ、オクルーザルポイントなどの消失の危険性も軽減できると思う。もう1度原点に戻ってワックス操作を見直し(ワックスアップをラフに行なっていないか？)、正確な作業を行なうことが、良質なクラウンを作製する近道だと思う(**図3-16、3-17、3-18a〜d**)。

第3章　ワックスアップ(外形)

図3-17　使用する研磨ポイント。

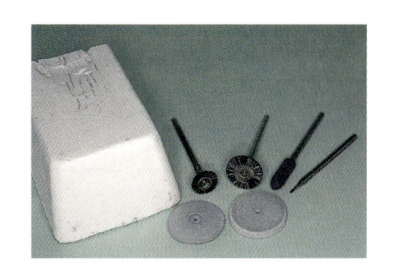

図3-18a〜d　a：臨床ケースのワックスアップ。b：臨床ケースのアズキャストの状態。c：臨床ケースのガラスビーズ処理後。d：臨床ケースの研磨後。

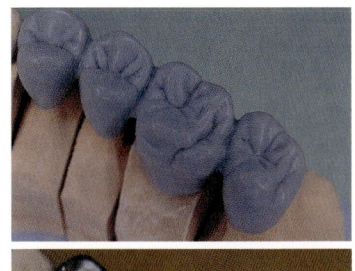

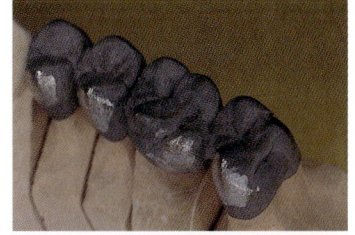

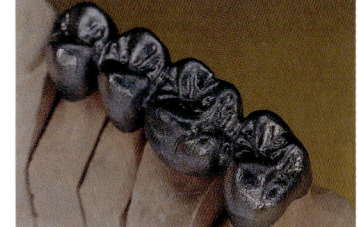

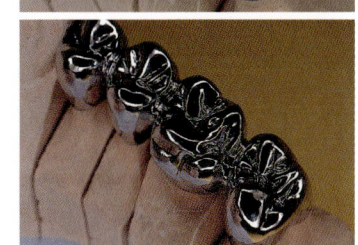

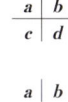

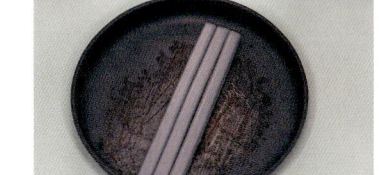

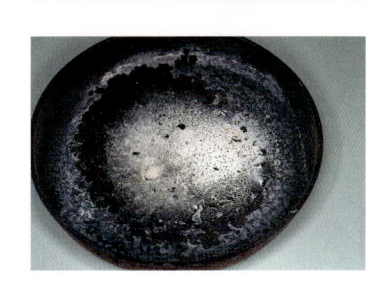

図3-19a、b　a：グレーワックス焼却前。b：ワックス焼却後。

[補足]
　最近、グレー色のワックスが各メーカーから発売されているが、グレー色を出すために酸化チタンが添加されているように想像される。この物質は化学的にかなり安定した物質なので、鋳型内に残留していると思われる(図3-19a、b。リングファーネスの焼却温度では焼けない)。
　このため、鋳造を繰り返すたびに本来のメタルの純度をおかして酸化チタンが蓄積していくと思われる(直接的に問題を起こすとは思われないが)。しかし本章で、グレーワックスの残留物を再認識すると、このワックスを使用することに対する不安感を払拭することができない。そのため、かつては使用していたが現在は使用していない。

まとめ

　クラウンのワックスアップには過去より多様な手法が述べられており、またそれぞれ特色があると思う。しかし全般的に言えることは、漠然と作業を行なうのと、目的意識をもって作業するのでは製作物の品質の良否、作業効率の向上にかなりの差が現われると思う。したがって、使用するワックスや分離剤の特性を生かして要点を押さえ、効率良く作業を進めるべきではないだろうか。

　本章で著者らが行なったワックスアップの作業ステップを複雑に思われる方がおられると思うが、少し慣れるとシステマチックに作業が進むので、短時間で安定したワックスアップが行なえる。

　現在、歯科技工業界はさまざまな苦難に直面している。しかし悲観的に考えずに前向きな発想で物事に対処すれば、日々の作業においていろいろなアイデアも浮かび、意欲的に取り組めるのではないだろうか。また、その熱意に応えてくれる歯科医師と出会えるチャンスも増えると実感している。そして豊かな発想をもつことにより、作業の効率化、経営収益の向上を図ることができると確信している。

　奇しくも、本章の執筆を担当した3人は1995年の阪神淡路大震災の被災者である。そのとき目の当たりにした、脆くも日本の土木建築神話とともに横倒しになった高架道のように、われわれの製作した補綴物が口腔内で崩壊しないように願ってやまない。

参考文献

1. 宮川剛志,森下久美子,上新和彦,仁科匡生,久保文信:ワックスパターンの変形防止を目的とした「パーフェクト」の実験的評価.QDT,24(5),95～103,1999.
2. 新谷明喜,千葉栄一,横塚繁雄:QDT別冊　審美歯冠修復マテリアル・リサーチ.212～219,クインテッセンス出版,東京,1994.
3. 玉置博規:歯科技工における近接撮影テクニック.歯科技工,27(7),824～843,1999.
4. 内海賢二:ワックスアップの基本に戻って.QDT,23(4),70～73,1998.
5. 和久本貞雄:保存修復.59～62,医歯薬出版,東京,1980.
6. 重村 宏ほか:JIADSクラウンブリッジ歯科技工士コーステキスト.32～36,1989.
7. 重村 宏,佐藤政志:新適合論－クラウン・ブリッジにおける新しい概念の予感－(後半),QDT,27(2),20～37,2002.

第 4 章

■ワックスマージン調整

黒木利実／大滝高志／長野さゆり

ワックスマージン調整
－ワックスに秘められた可能性－

はじめに

　われわれ歯科技工士は、適合の良いキャストクラウンをつくるため日々努力をしている。では、いったいなぜわれわれは適合の良いキャストクラウンを作製しなければならないのだろうか。それは、われわれ歯科技工士が、その患者に対する補綴治療の最終段階を担っているからである。すなわち、歯科技工士の作製する補綴物が、その治療の成果を大きく左右することになる。

　それゆえ歯科技工士は、受けもった仕事に対して最善の努力をし、できるだけ適合の良いクラウンを作製しなければならない。またその前に、クラウンを適合させる意義を認識しておく必要がある。

　適合の良いキャストクラウンをなぜつくるのか、なぜそのような形態につくるのか、その意義をしっかりと理解しておくことが重要であり、結果としてその歯科技工が、より生体に優しく予知性の高い補綴治療の一助となるのではないだろうか。

I. 適合の意義

　なぜ適合の良いクラウンをつくるのか、その理由を挙げると、

a）二次カリエスの防止
b）歯周病の防止
c）補綴物の脱落の防止
d）咬合異常の防止

などがある。とくに二次カリエスや歯周病の防止に関しては、クラウンのマージン部付近に停滞・蓄積するプラークがそれらの発病の主な原因となるので、クラウンはできるだけプラークを除去しやすい清掃性の良いものをつくる必要がある。

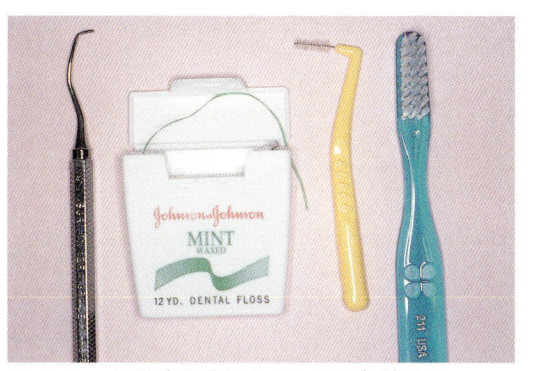

図4-1a 口腔内を清掃するための各種器具。

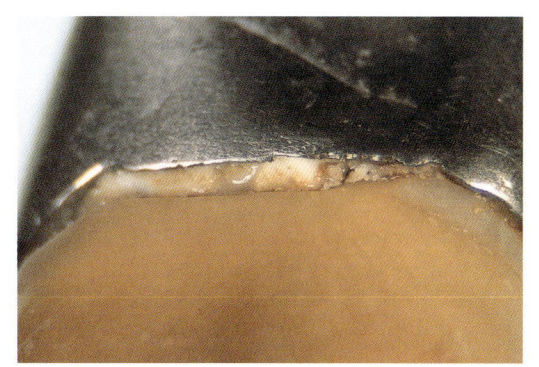

図4-1b 不適合なキャストクラウンは辺縁の清掃を困難にし、プラークを停滞・蓄積する。

II. 適合の目標

　では、クラウンのマージン部の適合は、どの程度の間隙のものをわれわれはつくれば良いのだろうか。その間隙は、50μmぐらいなら良いという論[1]もあれば、100μmでも良い適合という論[2,3]もある。また、「二次カリエスや歯周病を起こす細菌の活動の場として、10μmの間隙も、100μmの間隙も、支障はない。だからクラウンの適合はさほど追求する必要がない」という論もある。

　しかし著者らにとって、クラウンのマージン部の適合に関する考え方の中にあるものは、"清掃器具を対象としているので、細菌がクラウン辺縁で活動できる場があるかないか"というような意味の適合を目指しているのではない。重村の適合論[4]では「細菌が生息するプラークや歯石を除去するために、マージン部付近を清掃するとき、クラウンのマージン部は清掃の邪魔にならない形態であり適合であるべき」とあるが、この考え方と著者らは同意見である。一概に何μmの適合状態を目標とすべきか表現できないが、できうるかぎり適合性を向上させることが清掃性を向上させることと考え、努力している（**図4-1a、b**）。

補綴物の適合性の向上 ➡ 補綴物の清掃性の向上

III. 接着性レジンセメント

　口腔内でクラウンをセットするには、セメントで合着しなければならない。つまり支台歯とクラウンとの間には必然的にセメント層が介在してしまう。

接着性レジンセメントの使用により、クラウンの辺縁の封鎖性が向上し、多少の不適合クラウンでも、二次カリエスの防止については容認されるというような論[5]もある。しかし歯牙と補綴物のセメント合着に関する問題は、二次カリエスの問題ばかりではなく、近年歯周治療の重要性が認識されるようになり、歯肉縁下の補綴物合着時における余剰セメントの取り残しが問題視されてきた。

では実際セメント層が介在したときに、支台歯とクラウンとの状態は、どのようになっているのかを観察してみた。

観察1

2本の抜去歯牙を支台歯形成し、その支台歯を印象し複製した模型上で、可能なかぎりの適合の良い状態をつくったもの(A)、約100μm程度の不適合をつくったもの(B)の2種類のキャストクラウンを作製し、再度抜去歯牙にレジンセメントにて合着した。さらに余剰セメントを除去した後、キャストクラウンのマージン付近にポスターカラーを塗布し、歯ブラシにてブラッシングした後の状態を観察した。

・結果

条件A：マージン部と歯質との境界でセメントはカットされ、容易に余剰セメントを除去することができた。また、器具を使ってセメントの除去作業を行なう際にも、歯質とキャストクラウンのマージン部がスムースなためマージン部を傷つけることが少なく、ブラッシングによる着色剤除去も効率良く行なえた(*図4-2a〜c*)。

条件B：余剰セメントの除去作業は、キャストクラウンの不適合なマージン部に器具を引っかけてしまい、マージン部を傷つけてしまうことがあった。また、ブラッシング後を見てもキャストクラウンや歯質の面に比べて、レジンセメントの表面は粗造で、着色剤が多く残ってしまった(*図4-3a〜c*)。

観察2

接着性レジンセメントは、完全に硬化させた後インスツルメントで除去した。この場合、歯面に強固に接着し、とくにマージン下(歯根面)に接着した余剰セメントの除去は困難をきわめ、取り残してしまった(*図4-4*)。

観察3

余剰セメントの取り残しを起こさないようにするために、合着後比較的未硬化のうちに除去してみた。しかし、クラウンが不適合で間隙のある場合には、その間隙のセメントも除去して

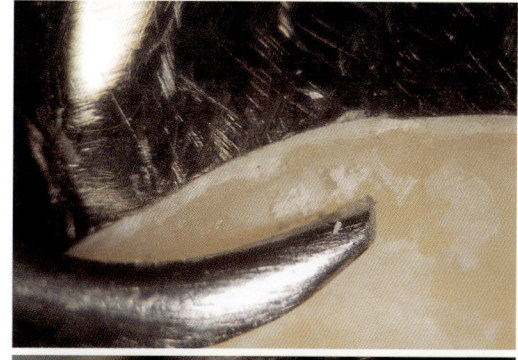

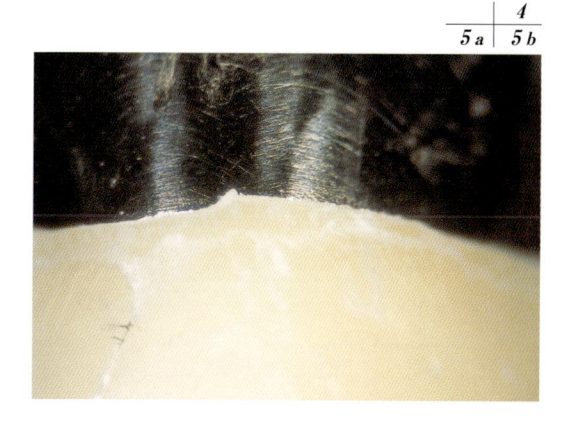

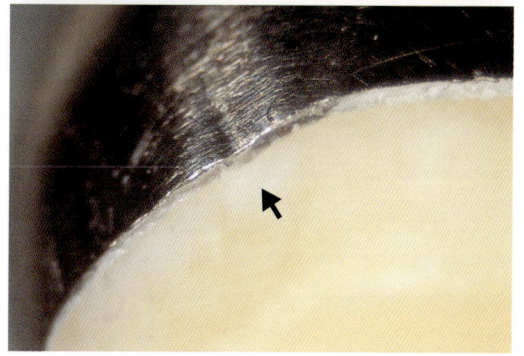

第4章 ワックスマージン調整

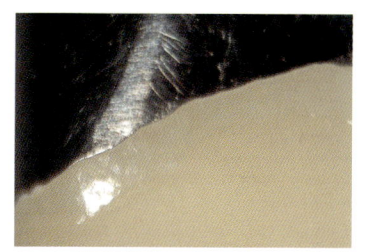

図4-2a 条件Aのキャストクラウンを合着後、余剰セメントを除去した状態。

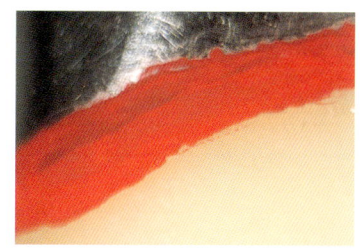

図4-2b 着色剤としてポスターカラーを塗布。

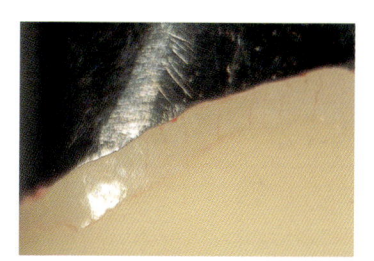

図4-2c ブラッシング後。良好に着色剤を除去できた。

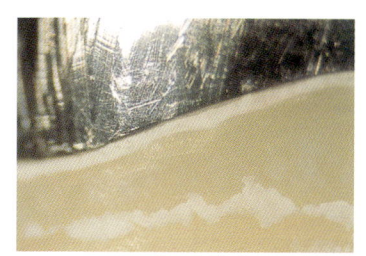

図4-3a 条件Bのキャストクラウンを合着後、余剰セメントを除去した状態。不適合によりセメント除去に困難をきたしたため、キャストクラウンに強い傷をつけてしまった。

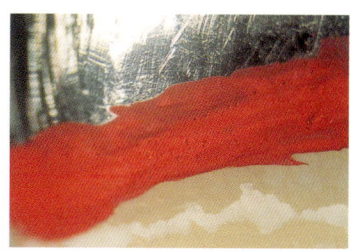

図4-3b 着色剤としてポスターカラーを塗布。

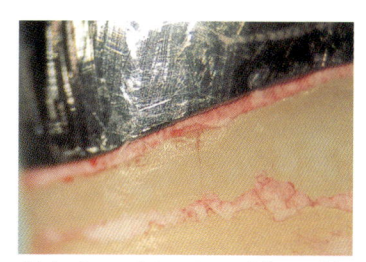

図4-3c ブラッシング後。不適合部のセメントの着色剤の除去が難しく、同様に余剰セメントにも着色剤を残してしまった。

図4-4 スケーラーで十分硬化した余剰セメントを除去している状態。歯質に強固に接着しているため、除去作業は非常に困難となった。
図4-5a 硬化前に除去したもの。適合が良いクラウンの場合、硬化前のセメント除去においても過不足なく除去することが容易であるように見えた。
図4-5b 硬化前に除去したもの。不適合なクラウンの場合、硬化前のセメントの除去はマージン部に空隙をつくってしまった。

4
5a	5b

65

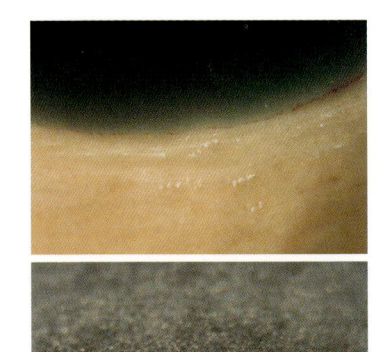

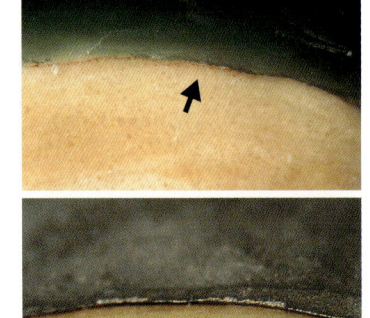

図4-6a　良好なワックスマージンの状態。
図4-6b　わずかに浮き上がったワックスマージンの状態。
図4-6c　aの状態に仕上げたワックスパターンを鋳造すると、完璧ではないにしても、比較的良好なキャストクラウンが得られた。
図4-6d　bの状態のワックスパターンを鋳造すると、わずかに不適合が生じる。キャストクラウン辺縁の隙間に注目。

a	b
c	d

しまい、マージン部に空隙をつくってしまった(**図4-5a、b**)。

・考察

　接着性レジンセメントによる合着で、形成歯面からの二次カリエスが防止できたとしても、粗造となったセメント表面についたプラークは、根面カリエスや歯周病を起こさないという保証はないと思われる。現時点で、良好な補綴治療にとって補綴物の適合性は、セメント除去を含めて最重要課題であることに変化はないと思う。

　　辺縁の適合性の向上　➡　余剰セメントの改善

Ⅳ．マイクロスコープ(実体顕微鏡)の使用

　精密なワックスマージン調整には、マイクロスコープを使用することが必要不可欠と言える。ここで、マイクロスコープでのワックスマージンの仕上がりと、実際にそれがキャストクラウンになった場合にどのような適合になるかを示す。たとえマイクロスコープを使用しても、拡大した状態での対象への認識が甘ければ意味をなさないこともある。ワックスパターンでの不適合を埋没材にその原因を求めたり、パターン抜き取り時の変形をその理由にすることが多いように思う(**図4-6a〜d**)。

V. 適切なワックスマージン調整のための要素
—無圧接法を中心として—
1．ワックスの密着化と理工学的安定
2．ワックスの選択
3．事前の分離剤のコントロール
4．ナイフでの適切なカット

1. ワックスの密着化と理工学的安定

　物質によっては、かけられた外力に対してひずみ（応力）が残るが、時間や温度などの条件によってそのひずみが解消されていく性質がある（応力の緩和）。一般に問題とされるマージン部の浮き上がりは主にワックスの収縮であるが、応力の解放による変形も一因としてあげられると思われる。

　正確なワックスパターンを得るためには、適温で軟化したワックスを室温まで圧接下（圧接の力も2〜3秒くらい指を添える程度で十分である）に置き、応力緩和（ワックスの安定化）した後に埋没操作に移ることが理想である（圧接法）と考えていた。しかし、現実には圧接しながら辺縁部のワックスを盛り直して全周を仕上げても、ワックスパターンの内面の緩みや、分離剤の塗りすぎなどが原因で、辺縁部は再びわずかに浮き上がってしまう。これに対し無圧接法は、外形完成の段階で、パターン全体が浮き上がりの少ない安定した状態となっているため、辺縁部を少量のワックスを用いて、最小の範囲を焼き込み、圧接することなく、ワックスの硬化後、仕上げることができる。

　無圧接法は、ワックスパターンに最小の熱量の付加で、辺縁の最終調整を行なうことができ、短時間で圧接法と同等以上のマージン調整を実現することができる。

開きやすい支台歯形態におけるポイント

　大臼歯に見られる狭窄した根分岐部のマージン付近や、唇舌的に高さの異なる支台歯の唇側のマージンは、浮き上がりやすく開きやすいことはよく知られている（*図4-7a、b*）。この問題を解決するために不可欠な要素は、圧接の手順であると考えていた（*図4-8a、b*）。しかし無圧接法によって、このような支台歯形態であっても、とくに問題なく他の支台歯と同様に仕上げることができる（*図4-9a、b*）。

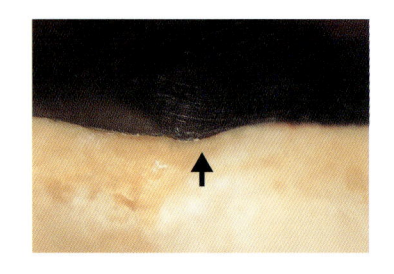

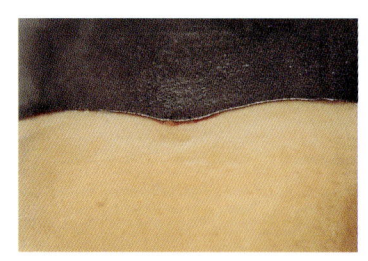

図4-7a 大臼歯に見られる狭窄した根分岐部のワックスの状態。若干見えにくいかもしれないが、根分岐部でワックスが開いている。
図4-7b キャストクラウンでの状態。明確に根分岐部の不適合が認められる。

a | b

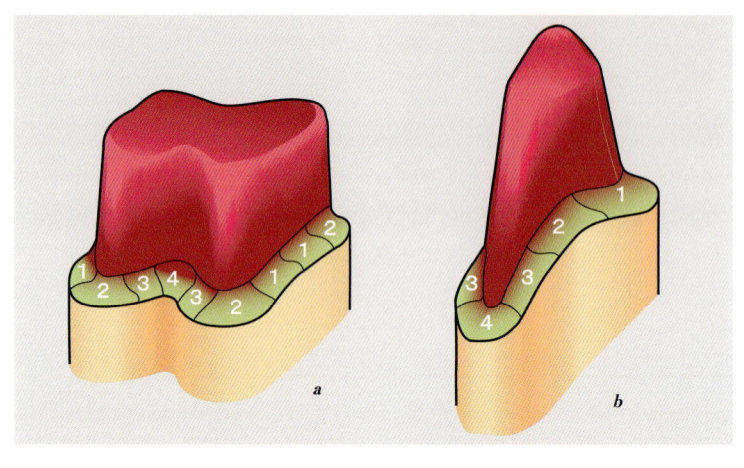

図4-8a,b *a*：大臼歯に見られる狭窄した根分岐部。通法によりマージン部をカットした後、凸部より先にワックスを盛り圧接し、最後に凹部を圧接する。凹部から先にワックスを盛ると、凸部のワックスが冷却収縮を起こす際、引っ張られてしまい浮き上がりの原因となる。*b*：唇舌的に高さの異なる支台歯。この場合の圧接の手順としては（咬合平面を基準として隣接から見た場合）、軸面の短いほうから先に圧接し、根尖側方向に軸面の長い（一般に唇・頬側の場合が多い）ほうを最後に圧接する。

a | b

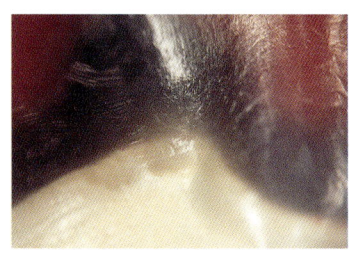

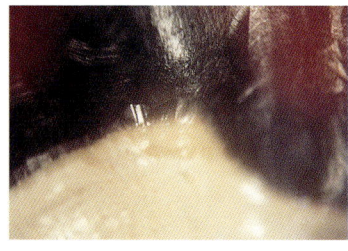

図4-9a,b *a*：パターン完成後、*b*：マージン調整後。辺縁部の浮き上がりは見られない。

2．ワックスの選択

　前節でも述べたように、鋳造用パターンは歯型にできうるかぎり精密に適合しなくてはならない。と同時に、歯型の微細な粗さ（マイクロスコープレベル）によって変形を起こさない程度の融通性が必要である。この相反する2つの性質を兼ね備えているものがワックスと考えられる。

　前述のように適合の重要性という点からも、とくにワックスパターンのマージン調整は、もっともこの2つの性質が必要となる部分で、最終補綴物の良否に直接つながる重要なステップである。そのためにもまずマージン部に使用するワックスの種類から検討していきたいと思う。

図4 -10 歯頸部付近にアンダーカットのある前歯部の支台歯。これを使用し、実験を行なった。
図4 -11 辺縁に硬質ワックスを用いた場合、支台歯のアンダーカットを越えられず、パターンにクラックが入ってしまった。

10 | 11

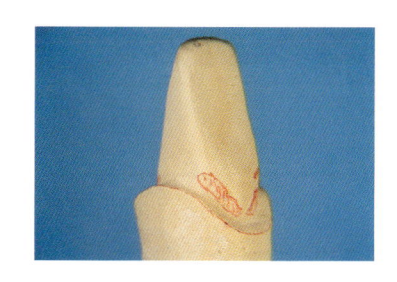

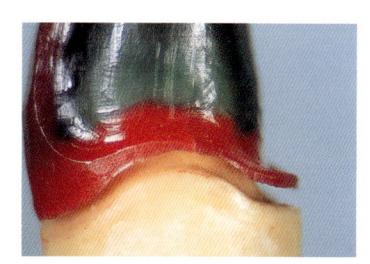

ワックスの種類

パターン用ワックスは、軟質・中硬質・硬質の3つに分類することができるが、本章ではマージン調整用に適していると思われる軟質と中硬質に重点を置き、全体のワックスの種類については割愛する。

・観察

歯頸部付近にややアンダーカットのある支台歯(*図4 -10*)を使用し、ワックス別に見たマージンの再現性(適合性)について実験的観察を行なった。

使用するワックスの種類
①キャスティングワックスハード(ニッシン)のみ
②スライクリスワックス(日機装)のみ
③スペシャルワックス(デントラム)のみ
④マイティワックス(松風)＋スライクリスワックス

・結果

①のような硬質ワックスのみの場合、熱収縮が大きく弾力性が小さく脆いため、マージンが割れることがある(*図4 -11*)。逆に②③のような軟質ワックスのみの場合には、軟らかいためアンダーカットを越えることは容易であったが、弾力性が小さいため開いてしまった(*図4 -12a、b*)。軟質と中硬質の両方を使用したパターンがもっとも安定して適合した(*図4 -13a、b*)。

前章でも述べたように、マージン調整には軟質のワックスを用いることが良いと思われる。軟質ワックスでもある程度の粘性をもつものと、中硬質のワックスをコンビネーションして(*表4 - 1*、*図4 -14、15a、b*)、内面に1層、中硬質のワックスを盛り適度な形態保持性を与え、表面に低粘性の軟質ワックスを用いることで、スムースな仕上げも容易に行なえるようになる。

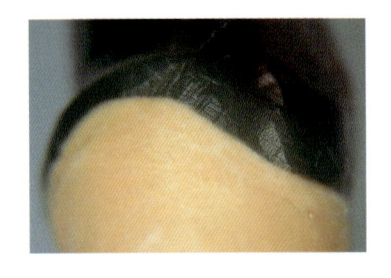

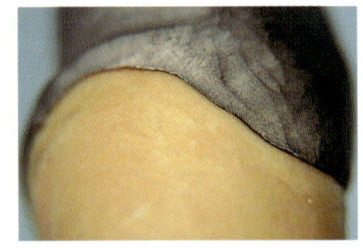

図4-12a 軟質のワックスのみでマージンを仕上げたワックスパターン。
図4-12b 鋳造後の支台歯への適合状態。わずかな不適合を生じさせてしまった。

a | b

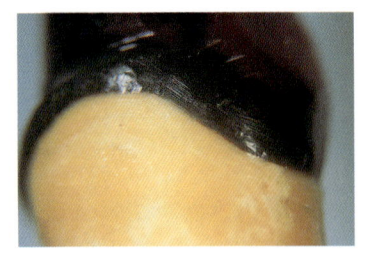

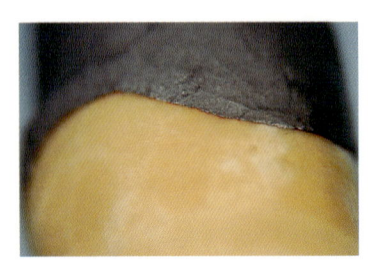

図4-13a 中硬質と軟質ワックスのコンビネーション。
図4-13b 鋳造後の支台歯への適合状態。比較的良好な適合を示しているように見える。

a | b

表4-1 軟質ワックスと硬質ワックスの性能

	軟質ワックス	硬質ワックス
熱収縮	硬質のワックスに比べ融点が低いため、熱収縮を抑えられる。	熱収縮が大きく、マージン部に使用した場合、開いてしまう。
強度	強度に欠けるため（弾性が低いため）、パターンを支台歯から抜き取る際に変形を起こす。	形態保持性はあるが、アンダーカット部での融通性に欠ける。
粘(着)性	粘(着)性があり、歯型と密接する。しかし、スペシャルワックスのように粘性が強すぎると彫刻刀にワックスが粘着し、スムースな仕上げが困難である。	粘性は小さく、脆い。適度な硬さを有しており、スムースな面の仕上げが容易である。

3．事前の分離剤のコントロール

　分離剤の種類については、ワックスが浮き上がらず、なおかつ確実に歯型と分離するものが理想であると考えていた。しかし無圧接法を実践するにあたり、非常に薄く容易にコントロールすることができて、長時間経ても分離効果の消失しないものが理想であると考えている。

　無圧接法では、ワックスマージン調整が終わるまでワックスパターンを歯型から外さないため、最初のワックスコーピング作製時に分離剤をいかに薄くコントロールするかが、適合に大きく影響する。分離剤の塗布の量が多ければ、模型とワックスの間に分離剤の層ができ、パターンは浮き上がる（**図4-16**）。また分離剤の揮発によって、大きな浮き上がりを招いてしまう。

第4章　ワックスマージン調整

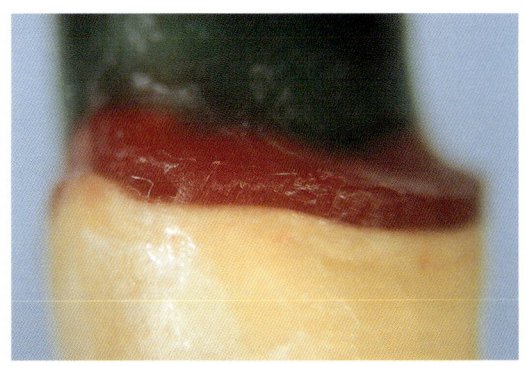

図4-14　軟質でも粘性の強いワックス。滑沢な面に仕上げることができない。辺縁のワックスの乱れに注目。

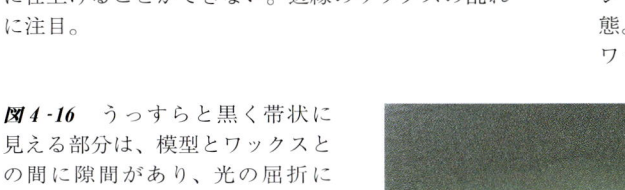

図4-15a、b　1種類のワックス(**a**)とコンビネーションのワックス(**b**)によるマージンの仕上げ状態。①硬質ワックス、②軟質ワックス、③中硬質ワックス。

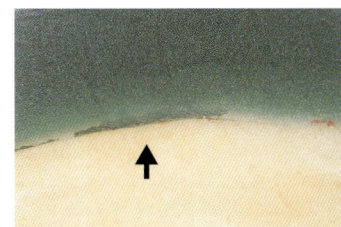

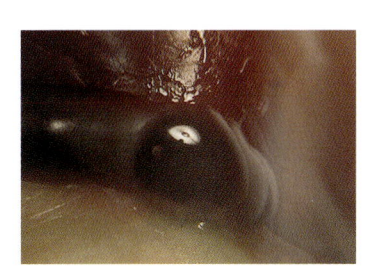

図4-16　うっすらと黒く帯状に見える部分は、模型とワックスとの間に隙間があり、光の屈折によって黒い色に見えていると想像される。
図4-17　辺縁部から気泡が浮き出る。

16 | 17

　さらに余分な分離剤は、マージン調整時の焼き込みで、大量の気泡が発生する原因となる(**図4-17**)。またパターン内部を密閉化するため、塗布する範囲をコントロールする必要がある。
　現在では、シリコーン系の新しい分離剤(シーサーバリア)が開発され、分離剤のコントロールは比較的簡単にできるようになった。

4．彫刻刀(カービングナイフ)での適切なカット
　肉眼でマージン部を仕上げていたときは、刃先の丸い彫刻刀で、圧接しながらワックスマージン部をカットして、マージンを合わすように指導されてきた。しかし、拡大下でのマージン部のカットを行なっていると、切れの良いナイフでないと適切にマージンラインジャストにカットすることができないことがわかった。しかし、デザインナイフのように鋭利すぎると滑沢な面に仕上げにくく、また、模型を傷める恐れがあるので避けたほうが良い(**図4-18a、b**)。

71

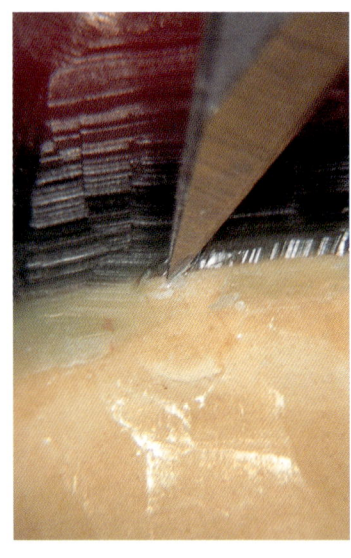

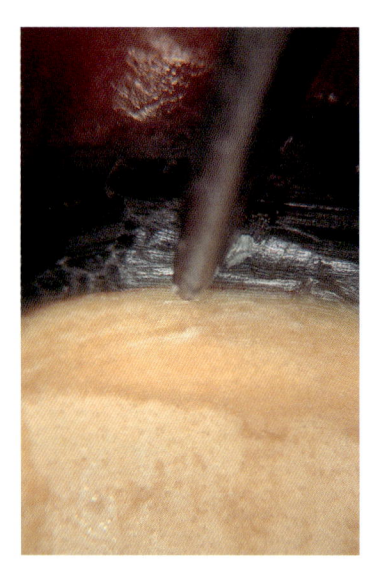

図4-18a、b **a**のように、鋭利すぎるナイフはきれいな面にワックスマージンを仕上げることが難しく、かつ支台歯模型も傷めてしまう場合がある。逆に**b**のように、刃先が丸すぎるとマージンラインジャストにカットできずオーバーマージンになりやすく、また仕上がりも悪い。

a | b

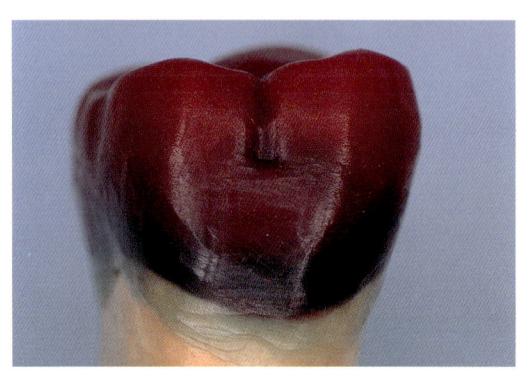

図4-19 辺縁部の密閉性を維持する。

Ⅵ. マージンを合わせる手順

1. 外形の完成（図4-19）

辺縁部の密閉性を維持しながら外形を完成させる。

ワックスマージンを合わせるといってもマージン部だけを完璧に合わせることは難しく、内面の適合が達成されていないと、マージン部の完璧な適合はできないと著者らは考えている（図4-20）。

2. マージン部の再密着化（図4-21a、b）

無圧接法によるワックスアップは、内面の適合が圧接法と比べると格段向上する。しかし、辺縁のわずかな浮き上がりは発生しており、ワックスの再度の密着化が必要となる。

インスツルメントで低粘性の軟質ワックス（スライクリスティワックス）を少量盛りながら、辺縁のワックスの再密着化を図

第4章 ワックスマージン調整

図4-20 ワックスパターンが支台歯から浮き上がった状態のとき（①）にマージン部の再築盛・圧接を行なうと、ワックスパターン本体も支台歯側に圧接され（②）、反作用でワックスは開く方向に変形する（③）。

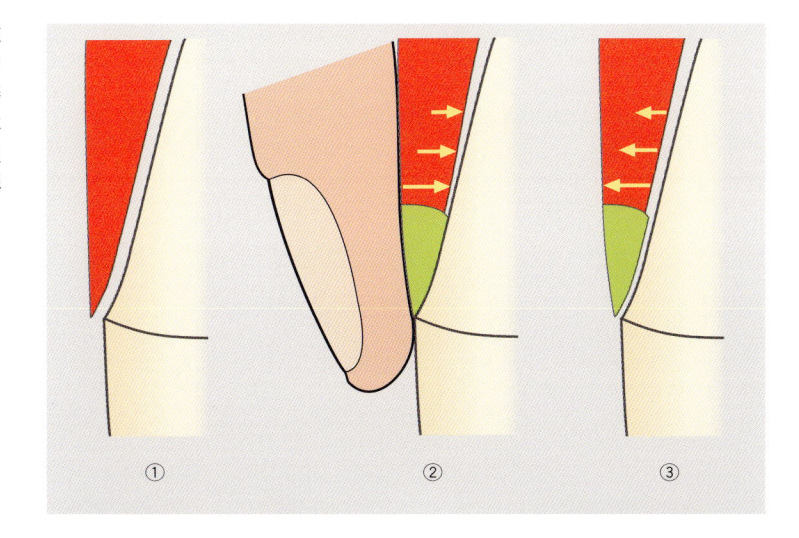

図4-21a、b 気泡を抜きながら、低粘性の軟質のワックス（スライクリスワックス）を盛る。

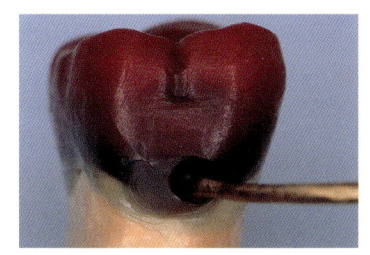

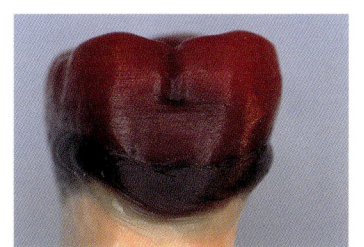

a | b

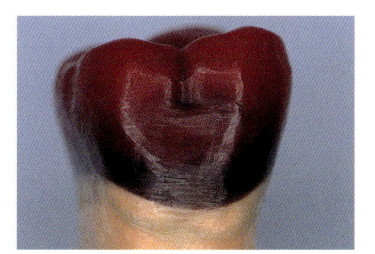

図4-21c マージン部は清掃性を考えて、歯根面からできるだけ移行的（リバースカントゥア）にする。

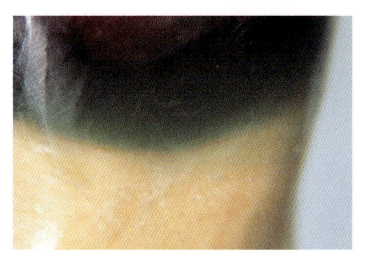

図4-21d 歯冠形態、歯根からの立ち上がりを移行的にしながら、わずかに1層マージン部にワックスを残す。

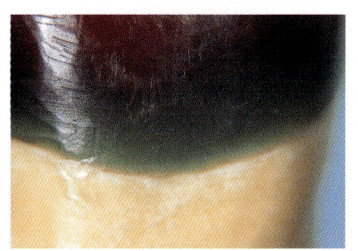

図4-21e マージンラインジャストにカットする。

る。わずかな浮き上がりによる空気が内部から出てくるので脱泡する。

3．余剰ワックスのカット（図4-21c～e）

　ワックスパターンに、いかに余計な力を加えないでマージン部を彫刻刀で仕上げるかが、マージン部を仕上げるときに、ワックスマージンを開かせない重要な要素となる。切れの良い彫刻刀の刃先を用いて、マージン部をジャストにカットしていく。この考え方や方法が、適合の良いクラウンを早く安定して

73

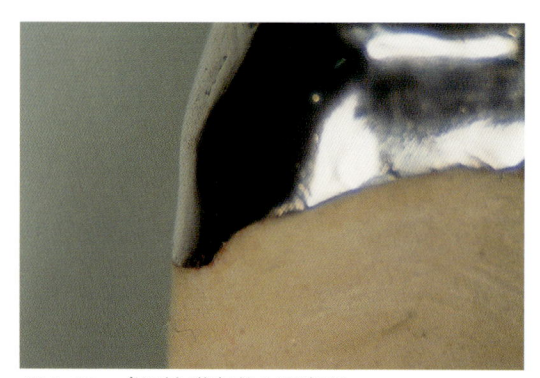

図4-22a 根面と移行的な研磨面。

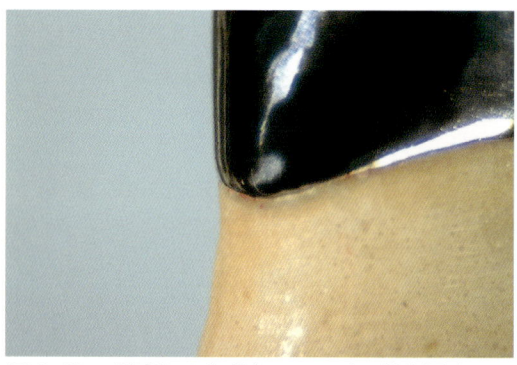

図4-22b 研磨しろを考えてマージン部を厚くしてしまうと、研磨後、辺縁付近に清掃しにくい丸みを残してしまう。

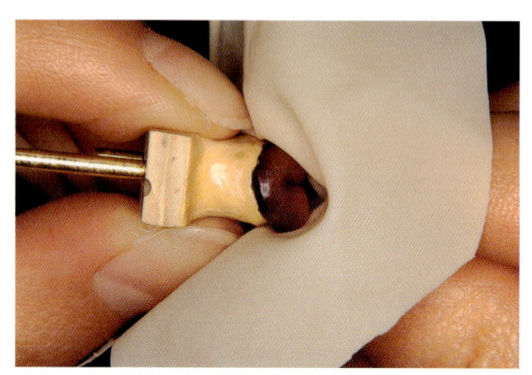

図4-23 手指からの熱による変形を防止する。

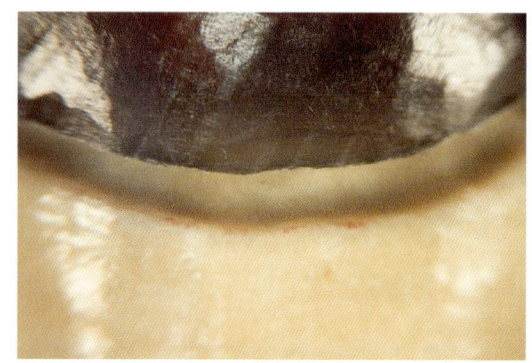

図4-24 パターンを1mmぐらい抜き取り、ワックスマージン部の過不足を確認する。

作製するポイントであると思う。
　また、このときのワックスマージン部の立ち上がり方が、補綴物の清掃性に大きく影響してくる(**図4-22a、b**)。

4．ワックスパターンの仮抜き(**図4-23、24**)

　無圧接法においては、マージンを合わせた後に初めて歯型よりパターンを外すことになる。パターンと歯型は密着状態にあるので、ワックスクラウンを歯型より外すときには、通常のワックスパターンより抜き取りにくいので、必ずラバーシートなどを利用し、手指からの熱を遮断しながら、パターンをつまみ抜き取るようにする(**図4-23**)。パターンはマージン部から1mmぐらい抜き取り、オーバーマージンの有無、パターンの千切れを確認する(**図4-24**)。仮抜き後、パターンをもう1度歯型に戻し過不足部分を修正する。

第4章 ワックスマージン調整

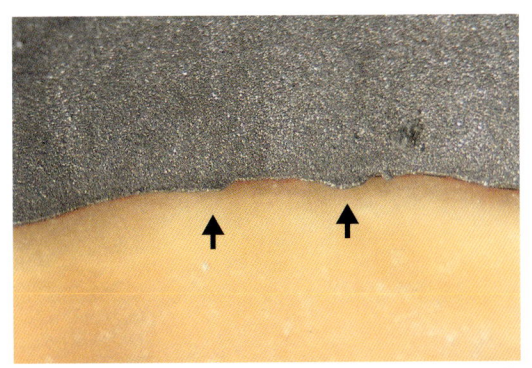

図4-25a 模型上でのキャストクラウンの適合状態。多少のオーバーマージンは存在するが、模型には収まっているように見える。

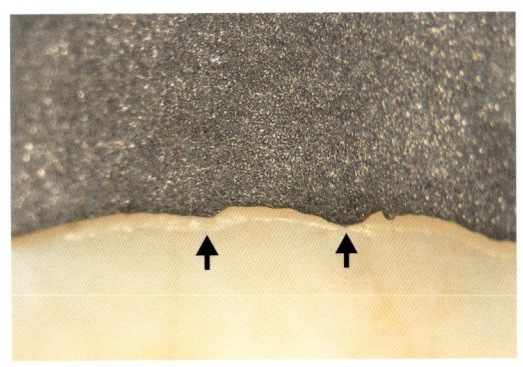

図4-25b オーバーマージンが原型(天然歯)のマージン部にあたり、明らかに浮き上がりを示している。模型上では許容されているオーバーマージンであっても、天然歯の支台には不適合の原因となる場合がある。

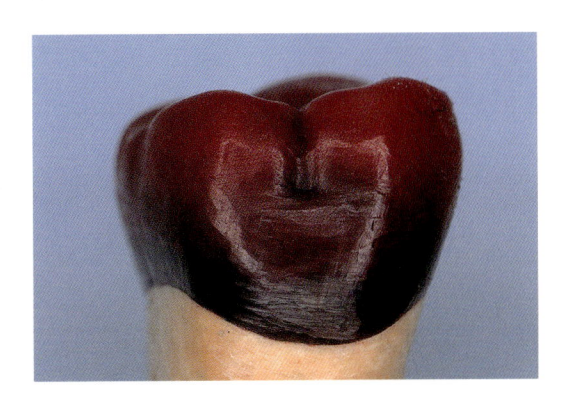

図4-26 完成。

オーバーマージンの処理
　印象が完璧に採れていれば、模型上と口腔内は同じように適合するかもしれない。しかし、本来あってはならないが、もし印象がアンダーに採れていたのなら、オーバーマージン部というのはすべて浮き上がりの原因となりうる(**図4-25a、b**)。

5．完成(**図4-26**)
　マージン部を滑沢にしようとして、ティッシュペーパーなどを用いてマージン付近を擦ると、マージン部が開くことがあり、またアンダーな部分をつくることがあるので避けたほうが良い。彫刻刀でワックスマージン部のカットをし終えたら、すぐに埋没し、余計なことはしないほうが良い。基本的にナイフのみでスムースな面に仕上げるべきであると考える。

おわりに

　個々のワックスは、それぞれ多少のメリット・デメリットを有しており、それをいかにコントロールするか、つまりは術者の技量にかかってくる。術者の技量次第ではデメリットがメリットにもなりうるし、また逆にもなりうる。技量を向上するためには"熟練する"ということも一つの方法ではあるが、歯科技工に取り組む姿勢や正しい考え方も重要であろう。基本的な細かいことにどこまで妥協せず取り組めるかによって、結果も大きく変わってくるのではないだろうか。

　また、歯科医療におけるわれわれ歯科技工士の役割は大きく、その日の仕事に追われて、ただ漠然とキャストクラウンをつくるだけでなく、その先に患者がいることをつねに忘れないようにし、毎日の仕事に取り組むべきである。

参考文献

1. 竹花庄治：適合の意味と限界．歯科技工別冊　クラウンの適合，12〜15，医歯薬出版，東京，1980．
2. 宮内修平：マージンのフィットネス．the Quintessence 別冊　メタル・セラミックスを考える，91〜103，クインテッセンス出版，東京，1983．
3. 井上昌幸，松井裕子：クラウンの適合とその意義．歯科技工別冊クラウンの適合，1〜11，医歯薬出版，東京，1980．
4. 重村 宏：適合精度の理想と現実．QDT別冊 歯科技工の潮流，120〜125，クインテッセンス出版，東京，1998．
5. 内山洋一，柏田聡明：支台歯の齲蝕再発予防のための二つの視点．補綴臨床，7，345〜369，1999．
6. 中村公雄，宮内修平，多田純夫，藤井康伯，森田和子：試適，連結，セメント合着．QE，16(5)，93〜112，1997．
7. 内藤正裕：審美修復における歯間乳頭を考える．QDT別冊 Esthetic of Dental Technology，8〜25，クインテッセンス出版，東京，1999．
8. 重村 宏，中村公雄，宮内修平，多田純夫，藤井康伯，森田和子：削った歯面を確実にカバーするために4．QE，16(4)，85〜98，1997．

第 5 章

■埋没・鋳造

梁本時君／清水明夫／新 貴史／魚住良一

埋没・鋳造
－忠実なる再現性を求めて－

はじめに
　現代の歯科補綴治療において、間接法による補綴物作製の主流は、いまだ鋳造を用いた方法に頼っている。この方法は、鋳造体を鋳型より掘り出し歯型に合わせるまで、術者はギャンブルにも似た不安感をもってこの作業を進めるのではないだろうか。この埋没・鋳造のトラブルは、全工程の中でもダメージが大きく、先人たちの多くの研究にもかかわらず、高い頻度で問題を起こしてしまうのである。

　本章「埋没・鋳造」のテーマに言及するには、膨大な知見を必要とし、網羅することなど不可能ではあるが、より確実性のある工程となるために、日常で感じていることや若干の実験を踏まえて論を進めたい。

I. 埋没
　ワックスの段階で、術者の意図する適合感が得られていない場合に後戻りすることはたいへんなことではあるが、金属に置き換わった段階で意図する結果が得られず再製作を決断するのは、肉体的にも精神的にもダメージはさらに大きい。

　埋没材を練ってリングに流し込む。言葉にすれば簡単な作業に思えるが、最終補綴物の完成度を左右する重要な作業工程であるということを踏まえて、適合に関して案外見落とされがちな事柄に関し、簡単な実験を通して基本を見直してみたい。

実験1「計量」
ステップ1

　10人の被験者にあらかじめ、クリストバライト埋没材FF20（ノリタケ）50gを内径7cm、深さ6.5cmの攪拌器を用い標準混水比(35cc／100g)で練和してもらい、練和感を覚えてもらう。

表5-1 **実験1**の結果（200gの埋没材を感覚で練和したときのバラツキ）

被験者	A	B	C	D	E	F	G	H	I	J
使用水量	71	73	75.4	74.2	71	70.5	73	63.6	74	73
標準混水比との差	＋1	＋3	＋5.4	＋4.2	＋1	＋0.5	＋3	－6.4	＋4	＋3

a | *b*

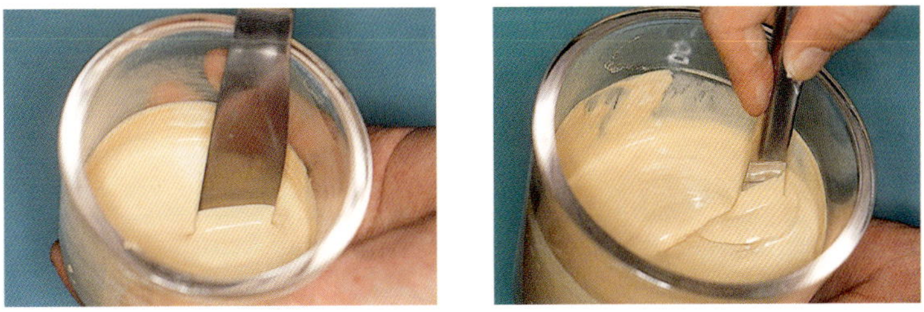

図5-1 *a*、*b*　埋没材を50g練和したときと、200g練和したときの比較。明らかに抵抗感が違う（見やすいように埋没材を着色した）。

ステップ2

200gの埋没材を内径9cm、深さ8cmの攪拌器で、被験者のステップ1での感覚を頼りに標準混水比と思われる水の量を勘で練ってもらう。後に、使用した水の量を計ることによってバラツキを見た。ちなみに標準混水比では70ccである。

・結果

結果を**表5-1**に示す。

・考察

10人中9人までがプラスの誤差であった（＋1〜5.4）。1人だけマイナス（－6.4）になったのは、経験上、硬めに練ったほうが良いという意識が働いたのではなかろうか。思った以上に被験者によるバラツキ（誤差）が生じた。人間の感覚のあいまいさがうかがえる。

その理由を探った場合、以下の大きな2つの要因が考えられる。

①埋没材50gの攪拌では、スパチュラが埋没材と接している面は、スパチュラの先から2cm程度の面である。仮にその抵抗を1とする。つぎに200gの攪拌では、倍の4cm程度が接する。つまり単純に抵抗は2倍と考えると、埋没材の標準混水量を、抵抗感を頼りに感覚で判断するのは非常に難しいのではなかろうか（**図5-1 *a*、*b***）。

埋没材の量による練和抵抗感の違い

表5-2 実験2の混水量

試験体	混水量
A	17.5cc（標準）
B	18.5cc（＋1cc）
C	19.0cc（＋1.5cc）

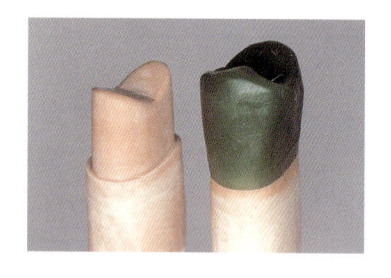

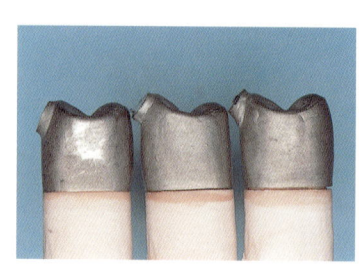

a | b

図5-2a テーパー4°の支台を用い、内面のフィット感の実験とした。
図5-2b 左：A（標準混水比）、中央：B（＋1.0cc）、右：C（＋1.5cc）。

②ラボサイドからの要求だろうか、多くのクリストバライト埋没材が練り感が良いように(軽く)設定されている。標準混水比で練和しても俗に言う"シャブシャブ"の状態で、最初に使用した際は"混水比を間違えたのかな"と感じるぐらいの練りやすさである。水の量を減じて練和した場合には明らかな違いが感じられるのだが、標準がそのような状態なので、多少、水の量を増やしても明らかな練り感の違いは感じられない。

軽すぎる標準混水比での練和

以上のようなことが要因となって、感覚のずれが生じるものと考える。

実験2「フィット感」

それでは、**実験1**で生じた混水量の間違い(ずれ)が、キャストクラウンの適合状態(フィット感)にどの程度影響しているかを、テーパー4°の支台を用いて実験した。クリストバライト(石膏系)埋没材FF30(ノリタケ)50gを使用、混水量以外は同一条件で埋没・鋳造を行なった(**表5-2**)。

・結果(**図5-2a、b**)
A：鋳造体は支台歯に良好に収まった。
B：鋳造体は支台歯に収まりきらなかった。
C：完全な不適合となった。

・考察

ほんのわずかな混水比の変化で、適合に大きな変化が現われた。50gで1ccということは、100gでは2cc、200gでは4ccのずれとなる。**実験1**の結果と照らし合わせて考えても、50gに対し1ccのずれが生じた可能性はないとは言えず、適合の安定は図れないことになる。この実験から得られた別の知見では、良好な適合を得ることのできる混水比の範囲がかなり狭いということがわかった。

ぞんざいな扱い方をされることの多いクリストバライト（石膏系）埋没材であるが、**実験1**の結果と併せて考えると、計量の重要性を再確認することができた。

[補足1　余剰水分]

　ミキシングカップとスパチュラを水洗し、水切りのみの状態でカップ内とスパチュラ表面に残っている水滴の量を量ると0.6ccであった。1度に大量の埋没材（200g以上）を練和するのであれば臨床的に問題は生じにくいと考えるが、50g程度の少量の場合は先の実験結果からもわかるように、影響が現われると考える。器具を使用するにあたっては、余分な水分は確実に拭き取ることが重要である。

[補足2　シリンジでの計量]

　このようなシリンジを使用することにより、計量を簡単に行なえるようになる（**図5-3**）。専用液の容器からの計量が気軽に行なえるので、あらかじめ希釈しておくこともない（リン酸塩系埋没材の場合、専用液をあらかじめ水で希釈し1ヵ月以上保存すると、ゲル化する恐れがある。**図5-4**）。

図5-3　実際の臨床で使用しているシリンジ（テルモ）。医療関係で使用されているシリンジなのでほぼ正確である（価格160〜350円）。
図5-4　シリンジにチューブを付けることにより、リン酸塩系の容器からでも容易に計量できる。

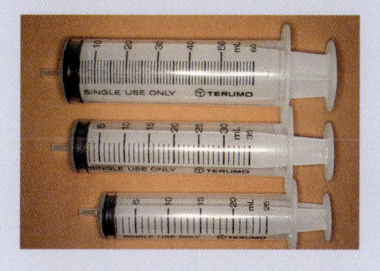

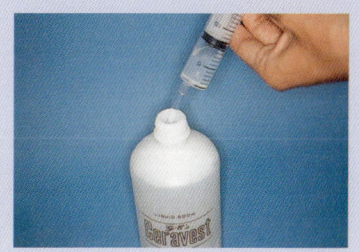

3 | 4

表5-3 実験3の条件

埋没材	松風クリストバライトPF（石膏系急速加熱型）50g
練和	手練り20秒、真空練和40秒
混水比	標準（35/100）

表5-4 実験3の結果

練和カップ	撹拌完了後からの作業可能時間
石膏のこびりついたカップ	2分45秒
きれいなカップ	6分30秒

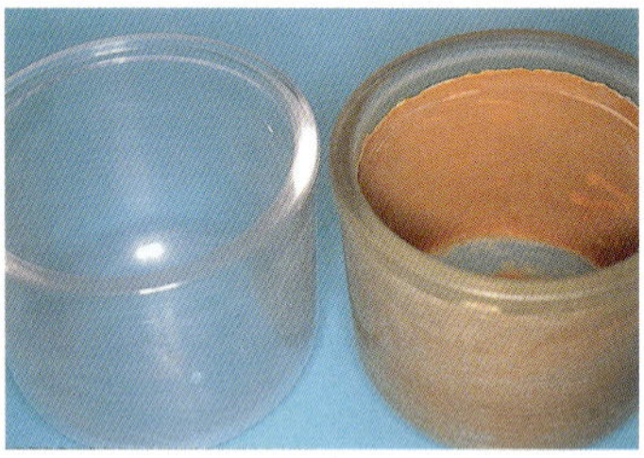

図5-5 このようなミキシングカップを見かけることがある。果たして問題はないのであろうか？

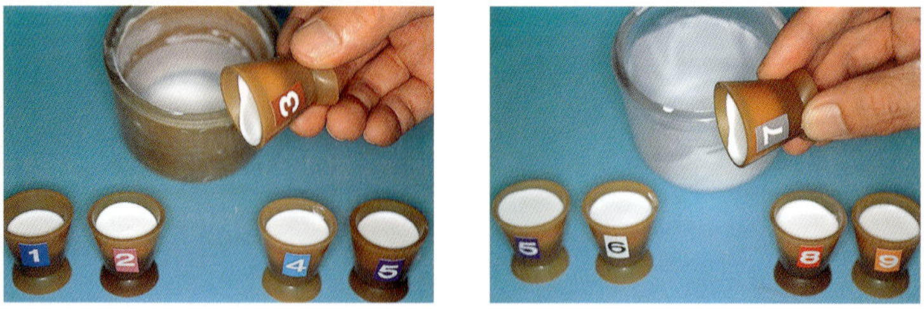

図5-6 a, b 約3分で操作できなくなった a と、約7分で操作できなくなった b。これは操作時間の短縮の問題だけにとどまるのであろうか？

a|b

実験3「石膏のこびりついたミキシングカップ」

たまに歯科技工所や歯科技工室で、石膏のこびりついたミキシングカップを見かける（図5-5）。リン酸塩系埋没材用とは使い分けているところは多いが、石膏と石膏系埋没材で使い分けをしているところは少ないと思う。果たして石膏のこびりついたミキシングカップで練和した埋没材は問題ないのであろうか？　簡単な実験をしてみた。

条件および結果を表5-3、4に示す。汚れたカップの操作可能時間はほぼ半分となった（図5-6 a, b）。

・考察

操作可能時間が短くなった（硬化時間が早まった）のは、カップ内にこびりついた石膏が原因となっているとしか考えられない。カップにこびりついた石膏（二水塩）が練和時に、多少なりとも水に溶け出すことによって、埋没材の硬化の核となり硬化を早めてしまったのであろう（クリストバライト[石膏系]埋没材の結合材も石膏である）。

しかし、上記の問題に関することにとどまるであろうか？硬化が早いということは硬化膨張の始まりが早まるので膨張が変化し、適合面にも問題が生じる可能性も捨てきれないのではないだろうか。

このことからミキシングカップは、石膏、埋没材の付着がないようにこまめに清掃したほうが無難だと考える。

表5-5 実験4の条件

リング	内径39mm、高さ49mm（ジーシー）
埋没材	クリストクイックⅡ（ジーシー）
裏装材	いぶきライナーFタイプ（デンタル アルファ）
リライニング法	リング両端より3mm短く巻く
圧力	3気圧
加圧時間	30分

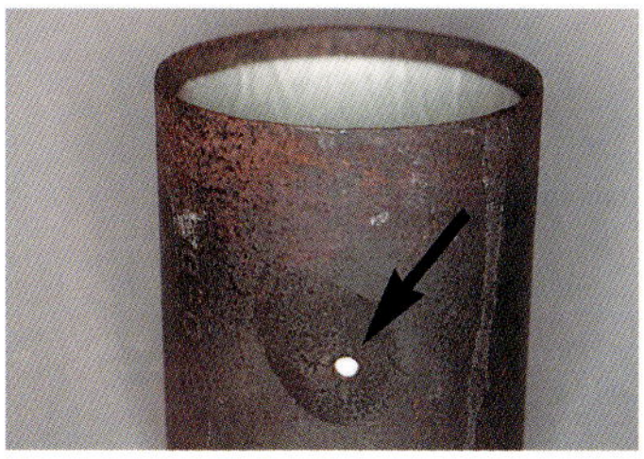

図5-7 リング中央付近に直径2mm程度の穴を対角線上に2個開けた状態。

加圧埋没法

　鋳造体の気泡をなくす(少なくする)一方法として、加圧埋没法がある。その方法は、練和された埋没材をリングに流し込んだ後、それごと加圧器内で硬化させる方法である(通常2～6気圧)。とくに流動性の悪いリン酸塩系埋没材には有効であるが、適合面に関して問題が生じるという疑問をもつ人も多いことから使用頻度は少ないようである。

　加圧埋没法は適合面で問題が起こるような差がなぜ生じるのか、簡単な実験を通して著者らが考えるその原因と対策を下記に示す。

実験4

　リング(内径39mm、高さ49mm、ジーシー)の内面に、非吸水性のセラミックライナー(いぶきライナーFタイプ、厚み1.3mm，デンタル アルファ)をリング両端より3mm程度短めに裏装する。石膏系埋没材80gをリングに流し込んだ後、3気圧の加圧器内で硬化させる。30分後に取り出し、埋没材上面の状態を観察した。

　実験4の条件を表5-5に示す。

リングの条件
A：リング中央付近に直径2mm程度の穴を対角線上に2ヵ所開けた(図5-7)。
B：ノーマルのまま。

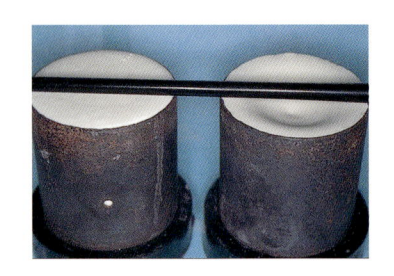

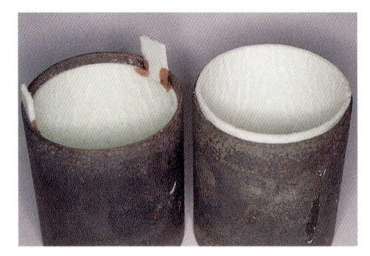

図5-8 左：埋没材上面は平らである。右：上面は凹面になった（加圧によって裏装材がつぶされている）。
図5-9 このような方法は、面倒なので採用していない。

8 | 9

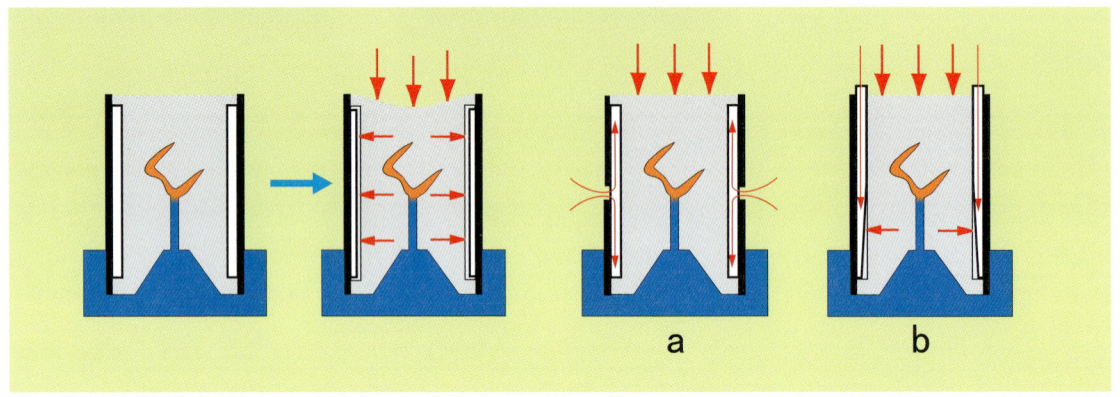

図5-10 通常、加圧埋没を行なうと圧によってリボンが圧縮され、リングの上面の埋没材には凹み面が生じる。リボンの圧縮を防止するためa、bの方法が考えられるが、均一なリボンへの空気圧の注入にはaのリングのセンターに孔を付与したほうが良いと考えられる。

・結果（*図5-8*）
A：上面は凹凸がなく平らであった。
B：クレーターのような凹面になっていた。
・考察
A：中央の穴から、裏装材の中に含まれる空気や容器内の加圧された空気が流入できるので、埋没材に押しつぶされることがないと考えられる。
B：容器内の加圧された空気と裏装材の空気は、埋没材によって遮断されてしまっているので、裏装材中の空気は埋没材に押しつぶされる形となり、結果として裏装材の厚みが減少したことにより上面が落ち込んだものと思われる。

　臨床的に考えた場合、裏装材の厚みが変化するということは、意図した膨張が得られず（コントロールできない）適合に問題が生じることになるのではなかろうか。そのことが原因で、加圧埋没法は適合に問題があると言われている。

　しかし著者らは、数年来穴開きのリングを用いての加圧埋没法を行なっているが、適合に関して加圧の"ある・なし"の差は感じられない。経験上、中央付近に直径2mm程度の穴を対角

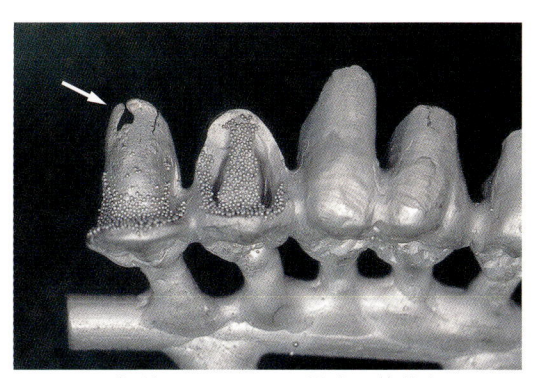

図5-11 大型のブリッジの場合、前装部などパターンの薄いところはなめられやすい。このような失敗は、物心両面での大きなダメージとなる。

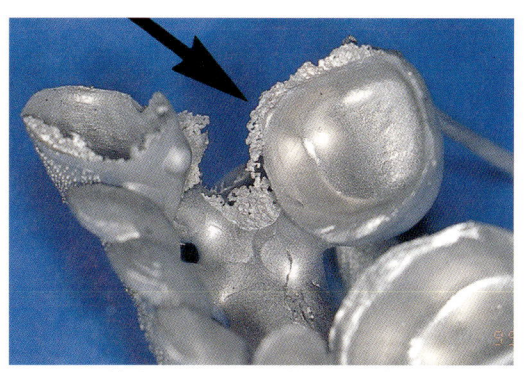

図5-12 鋳込み不足を恐れ鋳造圧を高めるために巻き数を増やすと、バリの入る可能性が高まる。

線上に2個程度開けることで十分だと考える。ただし圧縮空気の注入は、緩やかなほうが良い。

また別の方法として、リングより裏装材を長めにしたり、部分的に長めにする方法[2]も紹介されているが、臨床では手間がかかるなどのため著者らは採用していない(**図5-9、10**)。

・まとめ

埋没操作中に巻き込んだ気泡(空気)は圧力につぶされて小さくなるが、なくなることはない(ボイルの法則)。したがって加圧器に頼る前に、埋没操作のときは気泡を巻き込まないように慎重に行なうことが基本と著者らは考えている。

II. 遠心鋳造による鋳造効率

歯科鋳造のトラブルのひとつとして、鋳造体が十分に術者の意図したパターンの状態を再現しきれていない場合がある。一般にこのことは「なめられ」[3]と呼ばれ、肉眼ではっきりと認められる大きなものから、マイクロスコープレベルでの微妙なものまで含まれる(**図5-11**)。

この問題の対処の方法としては、鋳造圧を高めることによって簡単に解決できるように思われる。しかし、この対応のみに問題の解決を頼ると、逆にバリ[4]や鋳造巣の問題[5]を発生させることもありうる(**図5-12**)。臨床においてこの問題は、硬質レジン前装冠などの鋳造体のリテンションビーズの再現性などにも影響することは、よく知られているところだろう。そこで、過大な鋳造圧を加えることなく確実に良好な再現性を得ることができる条件を、遠心鋳造に絞って多少の実験を行なった。実験条件を**表5-6**に示す。

表5-6 遠心鋳造による鋳造効率のための基本的実験条件(図5-13a～c)

ワックスパターン	シートワックス♯30(厚み0.3mm)　1辺10mm×10mm
リテンションビーズ	リテンションビーズSSS(ジーシー)
ゲート部	幅2mm、高さ1mmのかまぼこ状のものを、連結の統一性を図るため瞬間接着剤にて連結した
スプルー線	水平ランナー部は2.7mmとし、V字型とした
埋没材	石膏系埋没材「いぶき」(デンタル アルファ)
鋳造リング	直径32mm、高さ50mm
焼却温度	リングファーネスの温度は700℃に設定した
鋳造機と巻き数	JM遠心鋳造機CM-2を用い、3回巻きとした
ルツボ	JM遠心鋳造機用　大
ルツボシート	セラシート(山八歯材工業)
合金	12%金銀パラジウム合金、固相点950℃、液相点965℃

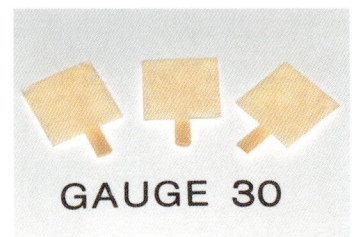

図5-13a　1辺10×10mmのサイズで♯30(0.3mm)のシートワックスにリテンションビーズSSSを塗布し、ゲート部は幅2.0mm、高さ1.0mmのかまぼこ状のものを、連結の統一性を図るため瞬間接着剤にて連結した。

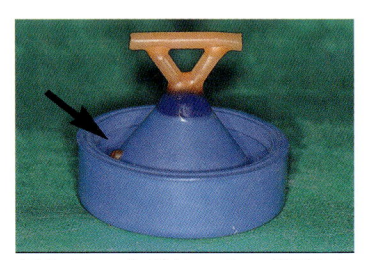

図5-13b　水平ランナー部は2.7mmとしV字型とした。凸印(矢印部)は、リングセット時に下方へ向ける目印。

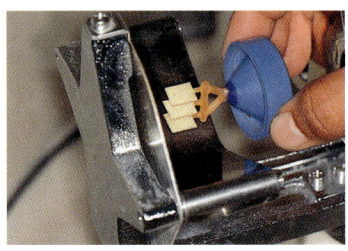

図5-13c　鋳造機にセットされたリング内のパターンの位置を示す。

鋳造リングの冷却時間

　本実験を行なうにあたりその予備実験として、鋳造リングを700℃で係留し通法どおり鋳造を行なった。しかし表5-6のパターンやスプルーでは、鋳造効率を検討するための条件を変えても有意差を見いだすことができなかった。そこで、それらの検討条件の差を明らかにするために、やむをえず鋳造リングを鋳造前に少し室温中(24℃)に放置冷却することにした。微妙な差を見いだすことができる待機時間を予備実験で2分30秒とし、臨床とは異なるがこの方法で本実験を行なうこととした(図5-13a～c)。

図 5 -14a 基本ワックスパター
ン。
図 5 -14b 最上部パターンになめ
られが生じた。中央部、最下部に
はなめられは見られなかった。

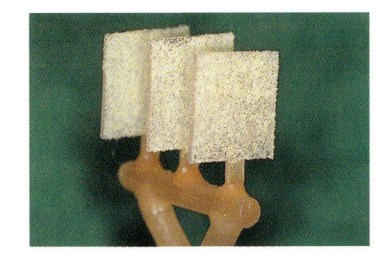

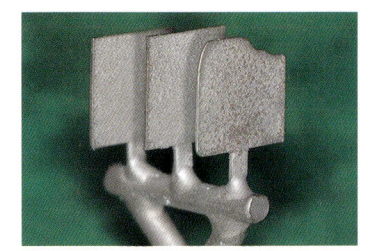

a | b

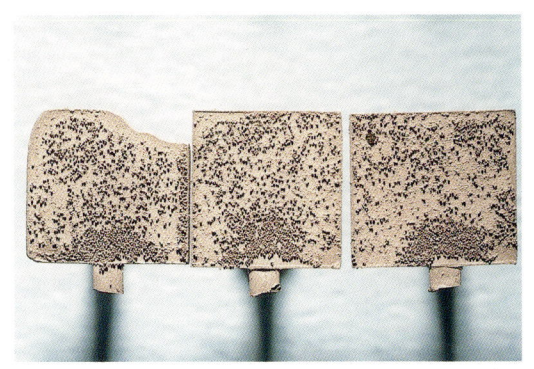

図 5 -14c 3枚の鋳造体ともリテンションビーズの
数の減少が見られた。ただゲート付近は、比較的鋳
込まれていた。

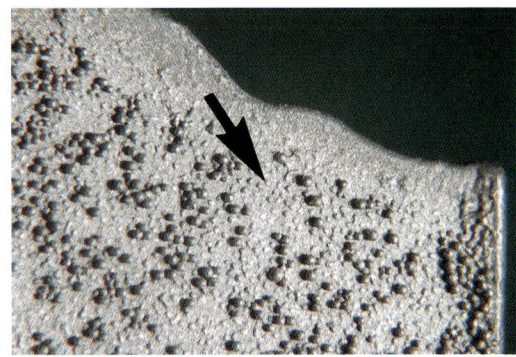

図 5 -14d 最上部パターンの拡大。矢印部分を観察
するとリテンションビーズが剥がれているところは
"ツルッ"としていて、鋳込まれていないところはガ
タガタしている(**図 5 -16b**と比較)。

図 5 -15a 基本ワックスパターン
の裏側(リテンションビーズのない
側)に、鋳造効率を上げるために
直径1.0mmの補助スプルーを2
本付与した。
図 5 -15b 肉眼で見るかぎり、
きっちり鋳込まれている。補助ス
プルーの効果が現われている。

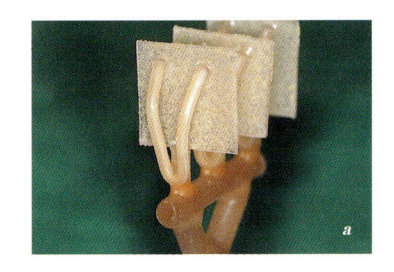

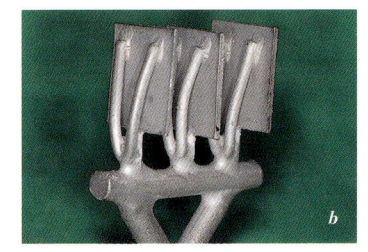

基本鋳造体

　上記の方法で特別な方法を施すことなく鋳造したところ、一
部になめられが発生した。また本来再現されるべきリテンショ
ンビーズも、3枚のパターンとも大幅に減少した。またこの現
象は、先端にいくほど顕著であった(**図 5 -14a〜d**)。

実験5「補助スプルーによる効果」

　基本ワックスパターンの裏側に、直径1.0mmの補助スプ
ルーを2本付与し(**図 5 -15a、b**)、鋳造してみた。
・結果
　なめられの発生はまったく起こらなかった。またリテンショ

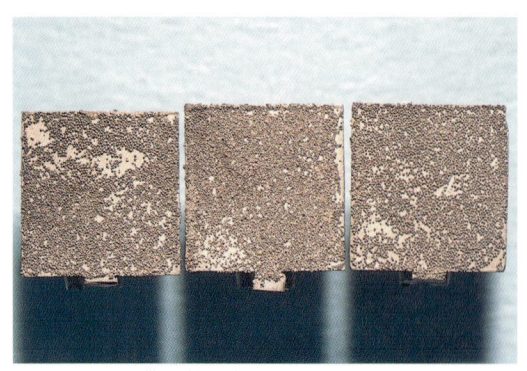

図5-16a　3枚の鋳造体とも辺縁部、リテンションビーズとも良好に鋳込まれている。

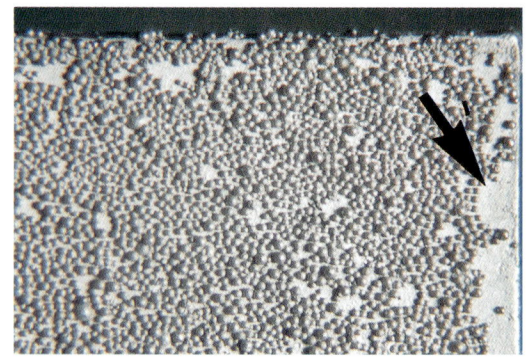

図5-16b　最上部パターンの拡大。なめられの発生はまったく起こらなくなった。マイクロスコープレベルでリテンションビーズもしっかり再現されている。補助スプルーは有効な手段と思われる。

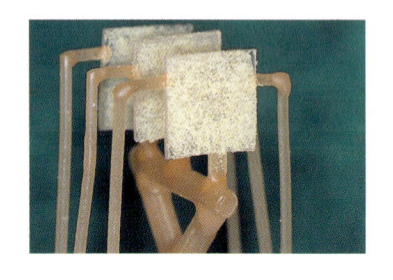

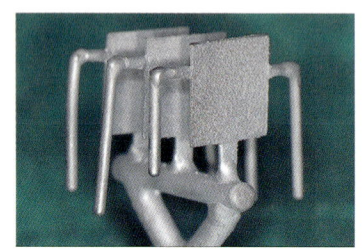

17 | 18a

図5-17　基本ワックスパターンの両側に直径1.0mmの開放型のベントを付与した。

図5-18a　ベントの効果で鋳造効率が上がった。肉眼で見るかぎり、きっちり鋳込まれている。

ンビーズの減少もなく、ほぼ完全にパターンを再現しているように見える(**図5-16a、b**)。

　補助スプルーを付与することにより、ワックスパターンの細部にまで効率良く溶湯を行き渡らせることができ、忠実にパターンを再現できた。臨床においてもアタッチメントやインプラントのゴールドシリンダーなどを鋳接する場合に、"なめられ"が起こりそうな場所を想定して補助スプルーを付与しておくのも有効な手段のひとつである。

実験6「ベントによる効果[7]」

　基本ワックスパターンの両側に直径1.0mmのベントを円錐台まで延長し、開放型のベントを付与した(**図5-17**)。これにより鋳造時における鋳型内の通気性を良くしようとした。

・結果

　なめられの発生はまったく起こらなかった。またリテンションビーズの減少もなく、ほぼ完全にパターンを再現しているように見える(**図5-18a～c**)。ベントによって通気性を良くすることにより、鋳造圧を高めることなく鋳造効率を上げられた。

第5章 埋没・鋳造

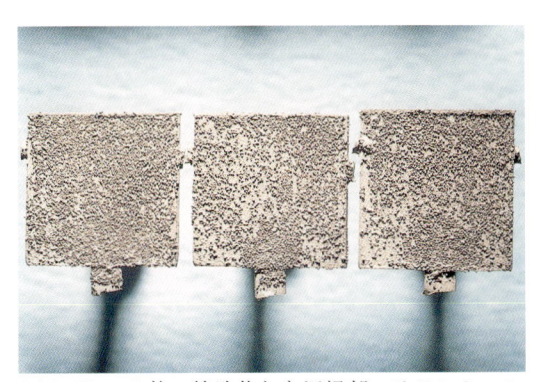

図5-18b 3枚の鋳造体とも辺縁部、リテンションビーズとも良好に鋳込まれている。

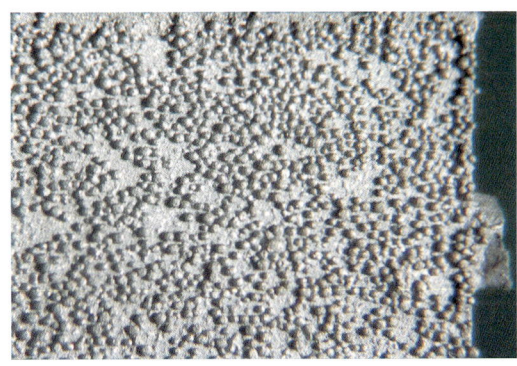

図5-18c 最上部パターンの拡大。なめられの発生はまったく起こらなくなった。マイクロスコープレベルでリテンションビーズもしっかり再現されている。ベントでの対策は、パターンの損傷も少なく有効である。

a | b

図5-19a ベントなし。肉眼的にリテンションビーズの数の減少が見られた。

図5-19b マージン部の拡大。リテンションビーズの数の減少が見られ、またマイクロスコープレベルでのマージンのなめられが見られた。

c | d

図5-19c ベントあり。肉眼的にリテンションビーズも良好に鋳込まれている。

図5-19d マージン部の拡大。マイクロスコープレベルでのなめられもなく、リテンションビーズもしっかり鋳込まれている。ベントの効果が現われている。

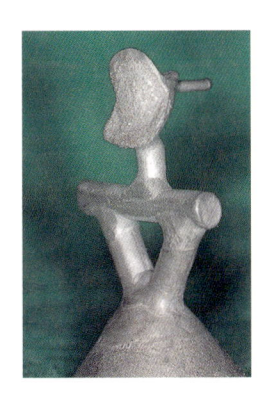

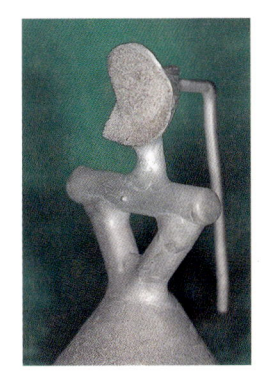

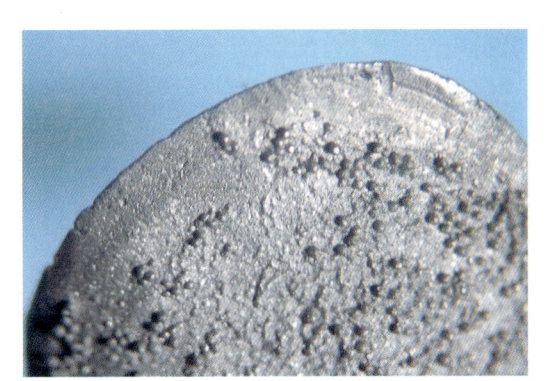

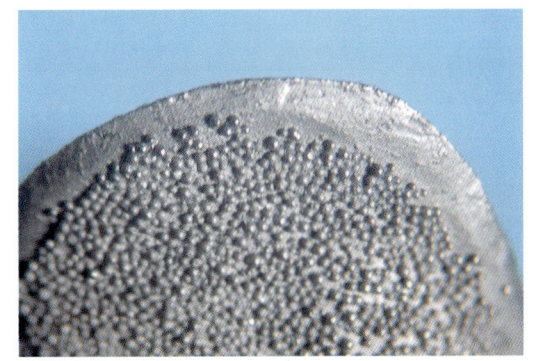

・考察

　鋳造リングを鋳造前に、2分30秒の大気冷却という過酷な条件を与えているにもかかわらず、補助スプルーやベントを付与するだけで大幅に再現性が向上することが確認された。硬質レジン前装冠は陶材焼付冠と同様に、色調再現のためできるだけ多く開窓されることがつねである。しかし、このことが鋳込み

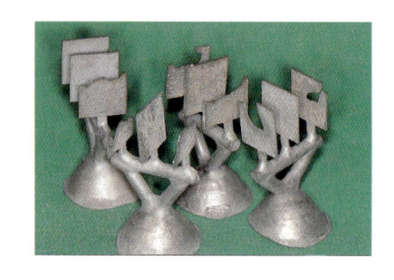

図5-20 基本鋳造体に発生した顕著ななめられ。本来なら、両側のパターンのほうが鋳造効率が良いように思われるが、実験では中央部のほうが良い。これはなぜだろうか。

不良を引き起こすことになるのである。

本実験から臨床上の対応として、遠心鋳造機の巻き数を増やすことなく十分な鋳造効率を得るには、補助スプルーとベントが有効であると思われた。とくにベントの場合には、開窓部にベントを付与する必要はなく、舌側に付与してもその効果は発揮される[8]のである（**図5-19a~d**）。これに対して補助スプルーは、開窓部に付与しなければ効果は期待できないとも考えられ、この方法であると、開窓部のパターン（リテンションビーズ）を壊してしまうことになる。

これらのことから、著者らは、ベントによる鋳造経路の空気を効果的に排出することによる鋳造効率の向上を図ることが、臨床上もっとも有効であると考えている。

実験7「パターンの位置による鋳造効率」
・結果

基本鋳造体で一部顕著ななめられが発生したが、この部位に注目してこの実験とまったく同じ条件で数回鋳造してみた。そこで発生したなめられは、ほぼ同様な部位で起こっていた（**図5-20**）。

・考察

本来なら、両側のパターンのほうが鋳造効率が良いように思われるが、実際は中央部のほうが良い。これはなぜなのだろうか？　答は非常に単純で、条件設定で2分30秒室温に置くことによって、リングの外側の温度が中央部に比べて低下したからであろう。リングをセットしてから鋳造に多少の時間を要する縦型遠心鋳造機や真空加圧鋳造機では、注意が必要であろう。

また、**実験5、6**のような対策を行なうなら、真っ先にこの部位に行なうべきと考える。そして、できるだけパターンの位置をリングのサーマルセンターよりずらさないようにするために、少し大きめのリングを使用したほうが良いと考える。

[補足3　ルツボシートの効果(図5-21a、b)]

予備実験の段階で、ルツボシートを使用した場合としない場合で、簡単な実験を行なってみた。

ルツボシートの使用により熱効率が良くなる。そのことにより溶解時間も短縮され、またシートとの滑りの良さから鋳込みの初速が早まり、鋳造効率が高められると考えられる。

その結果、鋳込み効率にはルツボシートを使用するほうが有利だと思われる。

図5-21a ルツボシートを使うと、シート側の熱効率が良くなる。また溶解された金属はシートのぬれ[6]の悪さから、表面張力が高められる。

図5-21b 右：ルツボシートあり、左：ルツボシートなし。やはりルツボシートの効果が現われて、ルツボシートありは鋳込み効率が高められた。

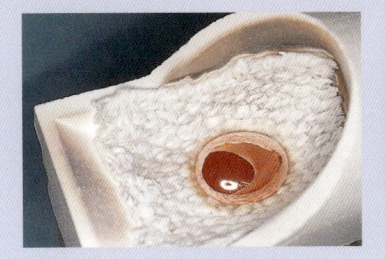

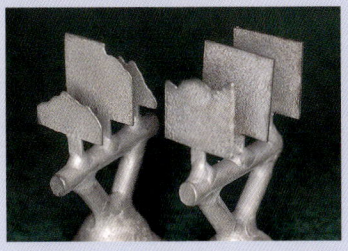

Ⅲ. 真空加圧鋳造の鋳造巣

一般的に歯科技工所では、簡易さという点で遠心鋳造機が主流のようである。ブローパイプを用いての遠心鋳造では、スプルーのデザインや鋳込み時の湯流れのコントロールなど、困難な要素が多い。その中で、二十数年前に真空加圧鋳造機を使用しはじめ、焼付用合金を10本20本とまとめて鋳造できることを知ったときはたいへんな驚きであった。

一般的に、遠心鋳造と比較して真空加圧鋳造による鋳造体は、鋳肌面が良好で鋳造巣のコントロールもしやすいと考えられているが、実際の臨床では理論どおりにはいかないことが少なからず起こるようである。

金合金やパラジウム合金などの1,000℃前後の鋳造では、鋳造巣の問題は比較的少ないようだが、溶解温度が1,300℃前後と比較的高い焼付用合金になると状況はかなり変化する。とくにブリッジの鋳造では、遠心鋳造と同様にポンティックに鋳造巣の発生が見られ、これは陶材焼成時に起こるバブル発生の原因[9]のひとつと言われている。

ここでは陶材焼付用合金を用い、鋳造体表面に現われた鋳造巣の傾向を観察することによって、真空加圧鋳造機を使用するにあたっての注意点を模索してみたい。以下、一般に言われて

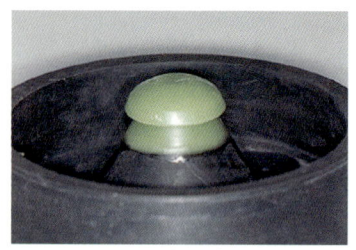

図5-22a 円錐台に森本クルーシブルを取り付けた。

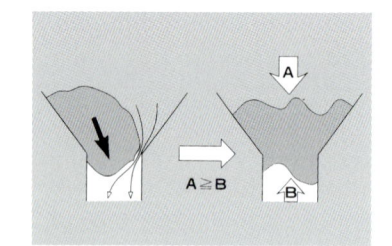

図5-22b 溶湯の位置がスプルーの真上になかったときなどに、流動性の良い空気が先に鋳型内に入ってしまう。その流入量によりBの圧力が高くなってしまう。

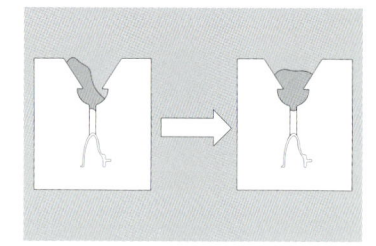

図5-22c 図5-22aのような形態のフォーマーを使うことで、アンダーカット部において溶湯がクルーシブルで安定しやすくなる。その結果、加圧されたときも空気の流入を防ぐことができる（b、cとも、文献10より引用・転載）。

a | b

図5-23a 今回の実験に使用した模型。
図5-23b ブリッジを想定し、ポンティックは少し厚めになるようにワックスアップを行なった。

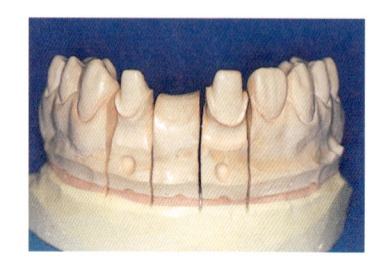

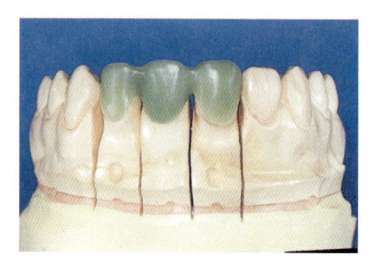

いる真空加圧鋳造の利点と欠点を述べる。

・利点
①カーボンルツボ内で溶解するため、その還元作用によって合金の酸化を防ぐ。
②温度設定が可能。
③金属の飛散が少ない。

・欠点
①合金へのカーボンの巻き込み。
②鋳造機が高価であり、また炭素ルツボや電気代などのランニングコストが高い。
③鋳造工程に時間がかかる。

《実験にあたって》
　森本の鋳造論[10]では、鋳造巣の発生について鋳造巣と空気の関係を述べている。その中で、真空加圧鋳造の問題と解決法を示し、ハイドロフォーマー（以後、森本クルーシブル）を推奨している（**図5-22a～c**）。著者らも、積極的に森本クルーシブルを用い、かなりの鋳造巣を減らすことができた。しかしこの方

表5-7 真空加圧鋳造検証のための実験機種・材料および実験条件

鋳造機	キャスパック6000（真空加圧鋳造器：デントロニクス）
使用金属	ESN（陶材焼付用合金：センザメトウ）
埋没材	セラベストクイック20（リン酸塩系埋没材：ジーシー）
鋳型温度	800℃
鋳造温度	1,400℃（鋳造機の表示温度）

混水比や焼成スケジュールは、メーカーの指示どおりに行なった。

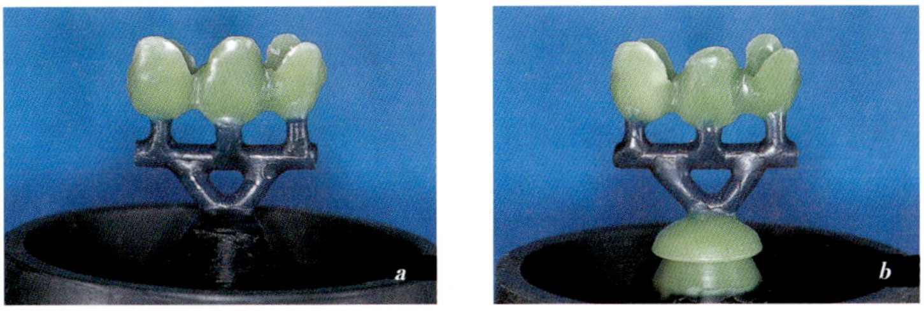

図5-24a 今回の実験で基本にしたV字型スプルーによるパターンの植立。ゲート部は2.5mm、ランナーバー、スプルー部は3.2mmとした。
図5-24b 基本にしたV字型スプルーに森本クルーシブルを付けた。

法を用いても、大型ブリッジのポンティック部には鋳造巣が入ることがあり、この問題解決の糸口を探るためのパターンを作製し、その鋳造体を観察した（**図5-23a、b**）。実験条件を**表5-7**に示す。

実験8

従来から使用されているV字型スプルーを基本として、森本クルーシブルを使用した場合と使用しない場合を比較検討した（**図5-24a、b**）。

・結果

この実験では、森本クルーシブルを使用した場合と使用しない場合とで、若干の差が見られた。小型のブリッジだが、埋没材から掘り出したときに見られる空気の巻き込みや変色を確認することができる（**図5-25a～f**）。

・考察

鋳造巣＝空気との考えから、減圧された鋳造経路を溶解金属が流れるとき、いかに加圧された空気の巻き込みを抑えることが重要であるかを考えれば、森本クルーシブルは有効である。

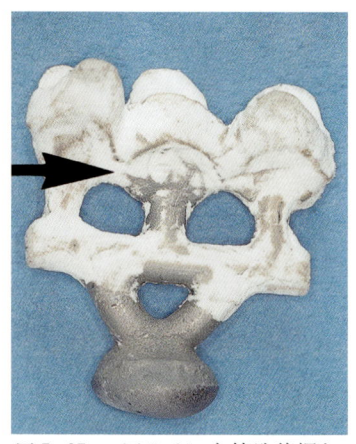

図5-25a 図5-24aを鋳造後掘り出した。ランナーバーの埋没材が一部分剥がれ落ちている。空気がここまで入り込んでいるのが見える。

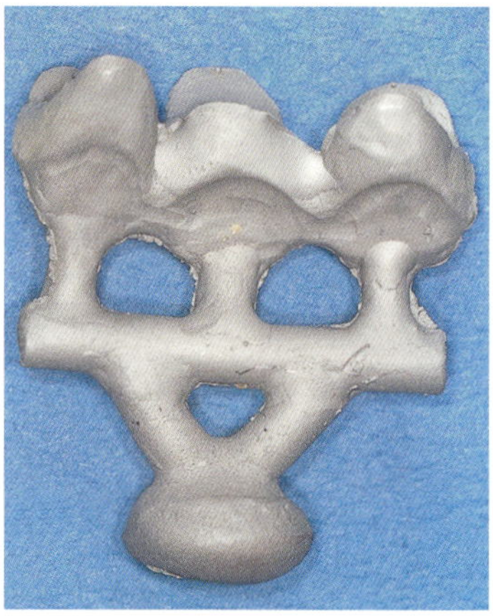

図5-25b 図5-25aをディギャッシングした鋳造体。ポンティック部のゲート部付近に鋳造巣らしき粗れが見られる。

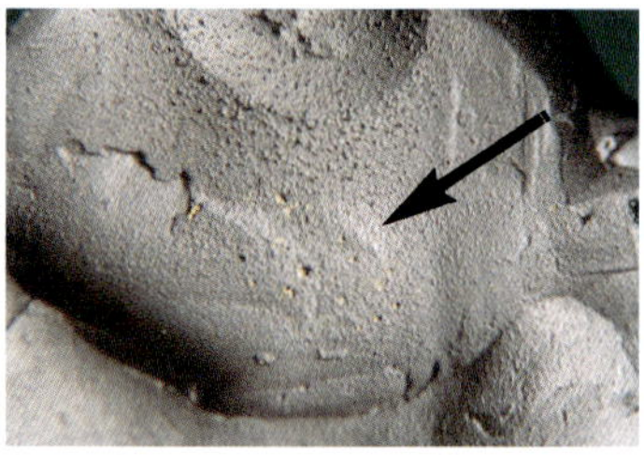

図5-25c 図5-25bのポンティックのゲート部の拡大図。黄色に変色した粉のようなものが出てきた。

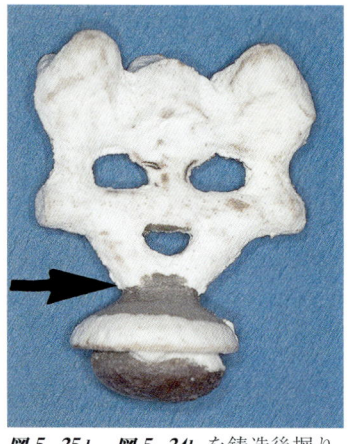

図5-25d 図5-24bを鋳造後掘り出した。スプルーの根元まで埋没材がこびりついているのが見える。空気をここまで抑え込んでいるのがわかる。

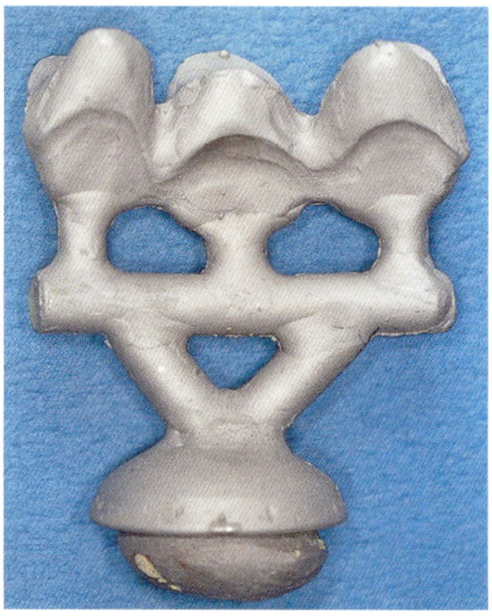

図5-25e 図5-25bをディギャッシングした鋳造体。

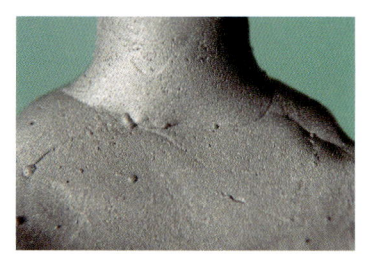

図5-25f 図5-25eのポンティックのゲート部の拡大図。きれいな鋳肌面で、変色のない鋳造体である。

実験9

実験条件の鋳造温度を変更した。溶解温度を1,400℃から1,350℃に少し低く変更することにより、鋳造状態がどのように変化するのかを観察した。

・結果

埋没材から掘り出した鋳造体(**図5-26a、b**)を観察すると、**実験8**と同様に、森本クルーシブルを使用したほうが若干空気

第5章 埋没・鋳造

図5-26a、b 実験8の条件である鋳造温度を50℃下げて鋳造を行ない掘り出した。森本クルーシブルを使わないときと使ったときでは、**実験8**と同様に森本クルーシブルを使ったほうが空気の入り込みが抑えられているのが見える。

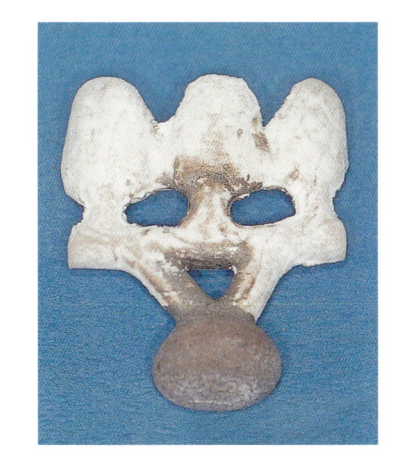

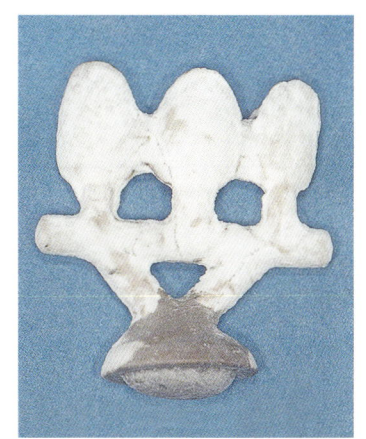

図5-26c、d **図5-26a、b**の鋳造体をディギャッシングし、ポンティックの舌側部を拡大して観察した。鋳肌面に差が出ているように見えるが、**図5-26d**の森本クルーシブルを使ったほうにも黄変した粉のようなものが出てきた。両方とも鋳造巣が出ているのが見える。

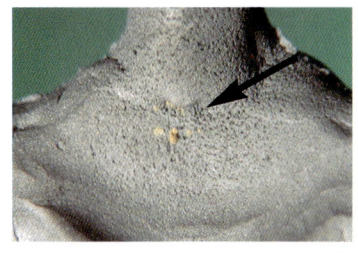

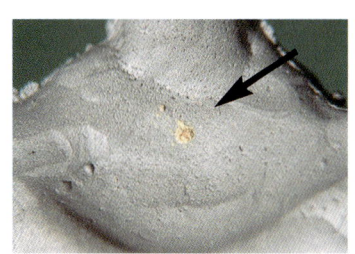

の巻き込みが抑えられているように見えるが、ディギャッシング後(**図5-26c、d**)では、明らかな差は認められなかった。

・考察

森本クルーシブルは有効であるが、鋳造巣の原因には別の要素が多分に存在しているものと考えられる。合金の溶解とは、遠心、真空加圧鋳造法とも適正な溶解温度が鋳造体の良し悪しに多分に影響しているようである。

[補足4　鋳造タイミング]

　歯科用合金は、溶解中に火花が発生することがある。一般的に、このような状態が鋳造タイミングと言われているが、実際は完全には溶けきっていない（溶解不足）と思われる。このような状態では粘性が高すぎるので、真空加圧鋳造の場合には、あと数十秒ほど加熱し鋳込んだほうが、結果が良好のようである。

　＊オーバーヒートは危険[11]という固定概念があるため、低めの溶解温度での鋳造が行なわれている場合があるように思われる。そのことが逆に、鋳造巣の原因になっているのかもしれない。

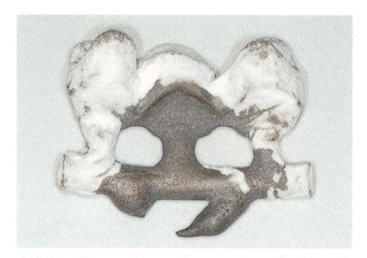

図5-27a ランナーバーからブリッジ本体までの埋没材が簡単に剥がれ落ちた。ポンティック部においてはかなりの鋳肌粗れが見える。

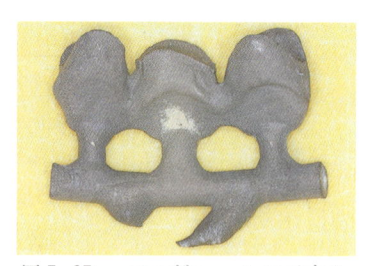

図5-27b ディギャッシングすると、ポンティック舌側面に、広い範囲から大量の黄変した粉のようなものが出てきた。

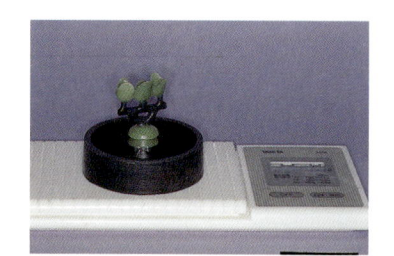

図5-28 ワックスパターンの計量。ワックスパターンの重さから鋳造する金属量を決める(ワックスパターンの重さ×ワックスの比重×合金の比重+湯だまり分の合金=鋳造する合金量)。

実験10

森本クルーシブルを付与し、なおかつ金属量を少なめに設定した。その鋳造体の鋳造巣の掘り出し直後とディギャッシング後の状態を観察した。

・結果

ポンティック部に大きな鋳造巣が発生した。その部分の埋没材は、デザインナイフで簡単に剥がれ落ちた(埋没材がメタルと接していない)。ディギャッシング後の状態は明らかな差が生じた(**図5-27a、b**)。

・考察

森本クルーシブルを使用する場合は、ハイドロフォーマーを満たすことのできない少量の金属で鋳造を行なえば、巣の問題だけにとどまらず再製を余儀なくされるマージンのなめられの危険性が高くなる。したがって、使用ワックスの計測を必ず行なうことが重要と考える(ワックスの重さから鋳込みに必要な金属量を導き出せるため。**図5-28**)。

実験11

森本クルーシブルのエッジの一部分を意図的に崩した(**図5-30a**)場合、巣の発生はどうなるかを観察した。

・小臼歯のポンティックを3本植立(2.5mmのスプルーを使用。**図5-30b**)。

・埋没材から掘り出した後、ディギャッシングした状態を観察した(**図5-30c、d**)。

第5章　埋没・鋳造

[補足5　古いカーボンルツボ]

　炭素ルツボ内をティッシュペーパーなどで拭き取ってみると、古いルツボと新しいルツボでは、汚れ（カーボンの付着）が随分違う（図5-29a）。

　それぞれのルツボを使用して鋳造したときの金属ボタンを観察してみると（図5-29b、c）、明らかに色調に関して違いがあった。

　古いルツボの場合、色調（銀色）から判断して、ルツボ内のカーボンを合金が巻き込んだのではなかろうか？　そのことが焼付用合金を使用した場合に、バブルなどの問題を引き起こす可能性がある。よってカーボンルツボ内は、こまめに清掃することを推奨する。

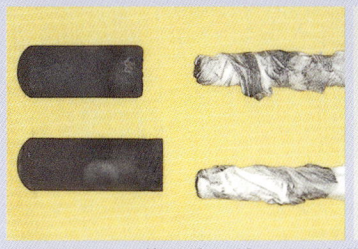

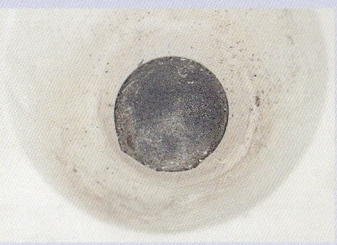

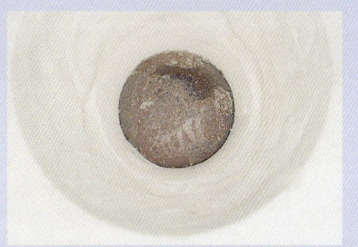

図5-29a〜c　使い込んだルツボと比較的新しいルツボの内側を、ティッシュペーパーで清掃した。かなり汚れに違いが見える。bは古いルツボを使って鋳造したボタン。かなり汚れがひどく、ボタンの周りの埋没材にも汚れが付いている。cは新しいルツボで鋳造したボタンで、汚れが少ない。また、同じ金属を使用しているにもかかわらず、ボタンの色がかなり違うのが見える。　a|b|c

図5-30a〜d　森本クルーシブルのエッジを1/4崩したときの加圧空気の影響を見るため、小臼歯のパターンを3本一列に並べて埋没・鋳造した。3本ともパターン本体の埋没材が剥がれ落ちているのが見え、ディギャッシングすると、その部分から黄変した粉のような物が出てきた。

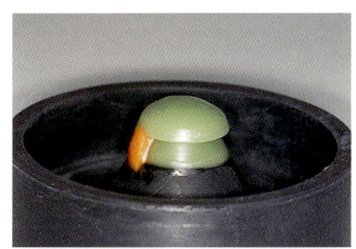

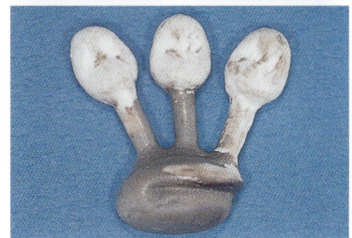

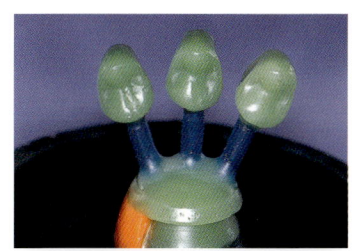

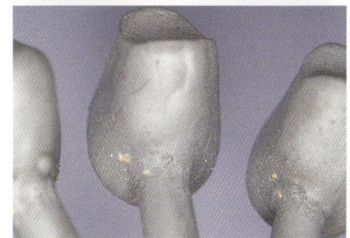

・結果

　鋳造巣がパターンの本体まで入っているのが3本とも観察された。またクルーシブルのエッジは全体が丸く崩れており、全面に巣だらけであった。

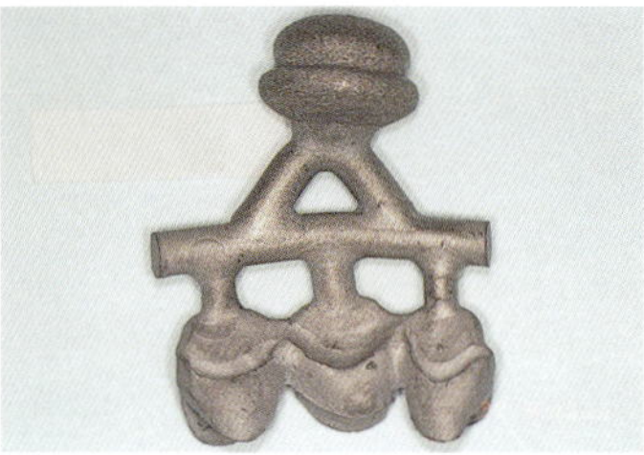

図5-31 真空(減圧)だけで鋳造を行ない、ディギャッシングをした。ブリッジ本体までしっかりと鋳込まれているようである。

・考察

形態を意図的に崩した部分から、加圧された空気が溶解金属より先に入り込んだものと思われる。

よって、森本クルーシブルを使用するときの注意点として、とくに角(フォーマーのエッジ部分)の形態がしっかりとした形状になっているか確認することが肝心である。

実験12

真空加圧鋳造に関して、鋳型内を真空(減圧)にするのが重要なのか、それとも減圧した後の加圧(空気圧)のほうが重要なのかを確かめるために、通常加圧(2～3気圧)のところを大気圧(1気圧)で行なってみた(**図5-31**)。

・結果

外見上、十分な鋳込みが達成されているように見えた。

・考察

V字型の鋳込み効率は高いと言われているが、まさか減圧のみでマージンのなめられのない鋳造体が得られるとは想像していなかった。よって真空加圧鋳造というのは加圧の大きさよりも、いかに鋳型内を減圧(真空状態)できるかが重要だと考える。

・まとめ

今回の実験から、真空加圧鋳造機を使用する場合に著者らなりに得たことをまとめてみた。以下のことを注意しながら作業を行なうことが肝心である。

①森本クルーシブルの使用は有効であるが、無視できない他の要素が存在する。

②歯科用合金は、表示してある溶解温度より高めの設定で溶解したほうが結果として良い。

③真空加圧鋳造機は鋳造作業に時間がかかるため、鋳型の温度は高めに設定する。

④金属量が不足すると鋳造欠陥が生じるので、使用金属の計量は絶対に行なう。
⑤減圧を早くかつ確実なものにするために、能力の高い真空ポンプの使用を推奨する。

おわりに

　失敗すると大きなダメージを被る鋳造。だからこそ確実な結果を得るための技術・情報を必要とする。時代は、マイクロ歯科技工が一般化しつつあり、ただ無難にセットできればというような安易な補綴物から、完成度の高い補綴物が要求されるようになった。このことからもわれわれ歯科技工士は、経験と勘に頼った作業から、できるかぎり正しい研究成果による作業に転換することが大切だと思う。

　しかしこの分野の研究も、臨床の細部にわたる項目に関しては、まだまだ研究しつくされているとは言いがたい。これからも、研究者や開発者のさらなる努力を期待しながらも、著者らも日常の臨床の中で疑問を放置するのではなく、微力ながら研究により良好な補綴物作製に努めていきたい。

参考文献

1. 西島本周二：適合精度を求めた新クリストバライト(オールマイティタイプ)系埋没材．QDT, 23(12), 41～55, 1998.
2. 加藤敏明，才津 誠：臨床的ワンピースキャスト・ブリッジにおける適合精度向上への考察〈後半〉．QDT, 22(4), 64～80, 1997.
3. 高橋重雄：鋳造欠陥を防止する．歯科技工別冊　歯科鋳造のすべて, 126～129, 医歯薬出版, 東京, 1993.
4. 仁科匡生：鋳造欠陥を防止する．歯科技工別冊　歯科鋳造のすべて, 110～115, 医歯薬出版, 東京, 1993.
5. 重村 宏：遠心鋳造の可能性と限界－森本鋳造論を検証する－．QDT, 20(3), 40～68, 1995.
6. 菊地聖史, 奥野 攻：この用語知ってますか―表面張力―．歯科技工, 27(9), 1172, 1999.
7. 長谷川二郎：エアベント．歯科鋳造学, 歯科技工教本, 52, 53, 医歯薬出版, 東京, 1974.
8. 高橋重雄：鋳造方法とそのしくみ．歯科技工別冊 歯科鋳造のすべて, 20～21, 医歯薬出版, 東京, 1993.
9. 山本 眞：ザ・メタルセラミックス．153～156, クインテッセンス出版, 東京, 1981.
10. 森本敏夫：鋳造欠陥を起こさないスプルーイング―従来の鋳造欠陥のウソと実際―．QDT, 20(2), 63～78, 1995.
11. 渡辺清志：歯科技工別冊　実践力アップ 歯科技工のキーポイント50. 58～59, 医歯薬出版, 東京, 1989.
12. 重村 宏：パーソナルコミュニケーション．4～9月, 1999.
13. 西島本周二：パーソナルコミュニケーション．4～9月, 1999.

第6章

■研磨・完成

山口 耕／田中秀武／松山和也

研磨・完成
―最終調整の意味―

はじめに

　前章までで、補綴物を長期にわたり機能させるための各ステップにおける注意点の模索、およびその考え方、方法論が提示されてきたことと思う。本章で"研磨・完成"というテーマを担当するにあたり著者らも、これを普段何気なく進めてしまいがちなこのステップの意味を考え直す機会と捉えた。

　臨床経験を積む間に、先輩方が長年にわたり築いた技術、データ、そして自分自身が身につけた手法などによって、おそらく誰もが数時間あれば1本のクラウンを完成させられるようになるであろう。しかし果たして、その数時間の間に今までの技術の変遷を思い、それらの操作の意義や根拠を考えることがあるだろうか。長年にわたり培われた技術であるのに、結局、日々の技工操作を慣れや感覚的なものだけに頼ってはいないだろうか。

　ましてや研磨は表面を光らすだけの工程と捉えがちで、その意味合いを深く考えることなどまずない。しかし、今まさに歯周組織に触れようとしている補綴物が、単に表面がピカピカに輝いてさえいれば良いのだろうか(図6-1)。これから行なうことは、高級感を出すためのジュエリー(図6-2)の研磨と同じ意味なのであろうか。

　本章では、臨床家として部分的ではあるが最終調整の問題点を検討し、多少の実験を踏まえて検証してみた。微力な著者らが、補綴物にとって重要な最終調整を論じきれるとは思いもしないが、本章をわずかでも新たな疑問の出発点としていただければ幸いである。

I. 最終調整の目的 (図6-3)

　研磨を含めた最終調整は、補綴物作製の全工程の中でどのよ

図6-1 研磨は終了したが、さて口腔内における機能のほどは?
図6-2 輝きこそが求められている。

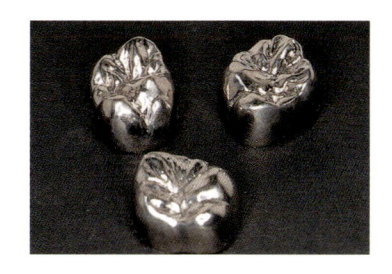

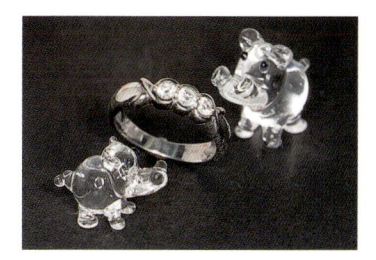

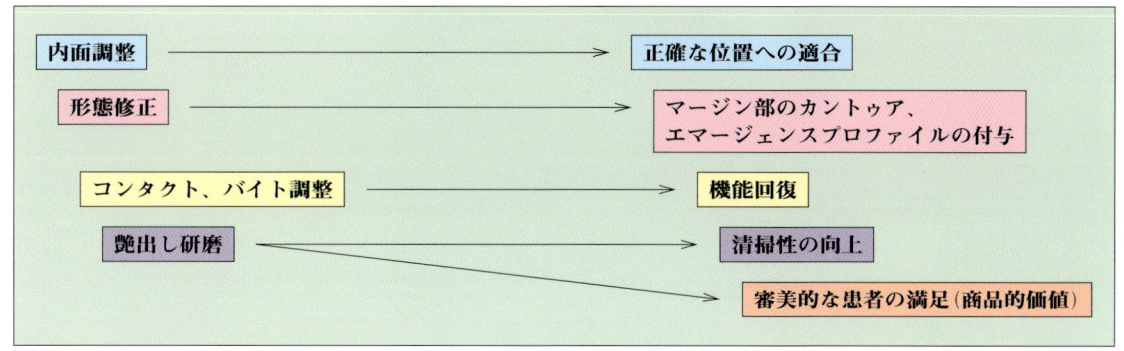

図6-3 最終調整の目的意識。

図6-4 サンプル1。

うに捉えるべきか考えてみたい。良好なキャストクラウンを作製するために慎重な作業が行なわれ、その結果はアズキャストという具体的な形で手にすることができる。そこでこのステップの意義は、微妙な調整を行なうにしても、基本的にアズキャストの良好な状態をいかに維持して仕上げるかにあると言える。つまりこの段階で、より良好な状態をつくり上げることは期待できないし、逆にせっかくの鋳造体をダメにして、全工程の努力を水泡に帰してしまう恐れもある。またこの段階における調整いかんで、補綴物の評価を大きく左右するとも言える。

そこで、最終調整の目的意識をしっかりもつ必要があろう。

ところでキャストクラウン表面の艶はどのような意味をもつのであろうか、単に光れば良いのであろうか? これについては後述する。

なお本章では、石膏系埋没材を使用して金銀パラジウム合金で鋳造されたクラウンの研磨工程を通して話を進める。また、実験などで用いた金属でとくに表記のないものも金銀パラジウム合金である。

II. 掘り出し (図6-4)

鋳造後、鋳造体を水中にて掘り出す。これは埋没材を吸水させて軟らかくするためと、粉塵の飛散を防ぐためである。後の

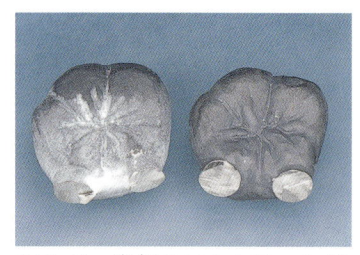

図6-5 空気のコントロールが良好だと、表面に埋没材の膜のような物がこびりつく。真空加圧鋳造(左)と遠心鋳造(右)のクラウン。

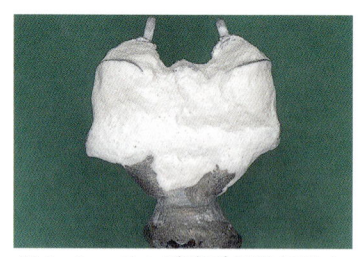

図6-6a リン酸塩系埋没材はあたかも焼き付いたようにこびりつく。

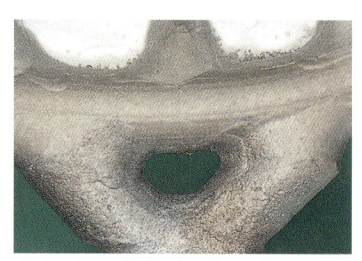

図6-6b 埋没材のこびりついている部分と、容易に剥がれる部分。

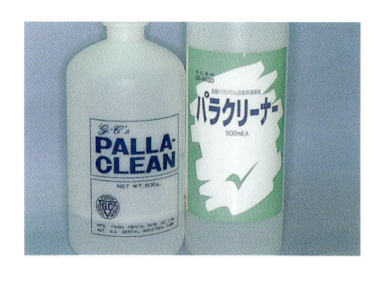

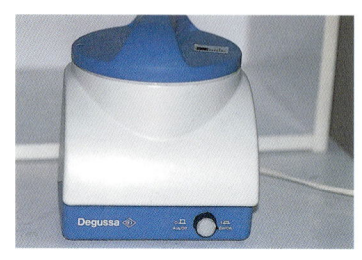

8 | 9

図6-8 各社酸処理剤。
図6-9 ニアシッドシステム。

酸処理を効率的に行なうために、埋没材はブラシ、スチームクリーナーなどで十分除去する。

真空加圧型の鋳造機を使用したり、遠心鋳造でも鋳型内部の空気コントロールが良好に行なえたならば、鋳造体の表面には埋没材の膜が強固にこびりついているだろう(**図6-5**)。

リン酸塩系埋没材の場合、あたかも埋没材が焼き付いた(**図6-6a**)ように感じられるが、良い鋳造状態の判断基準のひとつと言える[1]。逆に容易に剥がれるものは面粗れが予想される(**図6-6b**)。これは、鋳型内部に取り残された空気が埋没材と鋳造体の間にわずかに空気の層をつくるためで、金属の表面は一種のなめられ状態にある。

III. 酸処理(**図6-7**)

石膏系埋没材を使用した場合、表面に強く焼き付いた埋没材はあらかじめ酸処理を行なっておくと、サンドブラスト処理が容易である。

パラジウム合金の酸処理はパラクリーン(ジーシー)などの使用が一般的で、加熱することによりその効果が高まる(**図6-8**)。ニアシッドシステム(デグサ)はアミド硫酸水溶液による60〜70℃前後の恒温漕をつくり、短時間での酸処理が可能である(**図6-9**)。

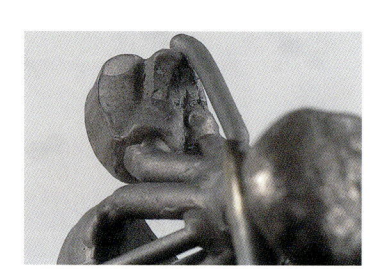

図6-7 サンプル2。

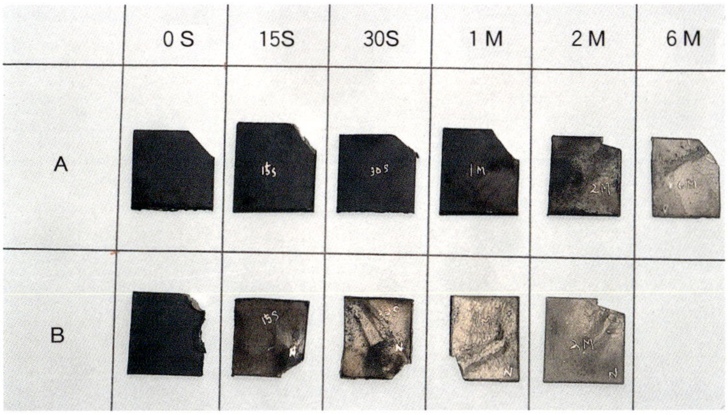

第6章 研磨・完成

	0 S	15S	30S	1 M	2 M	6 M
A						
B						

図6-10 ［実験］1.5cm四方のシートワックスを鋳造したものを試験片として、時間経過による酸化膜の落ち方を観察した。
［実験方法］A：パラクリーンを用いた超音波洗浄器処理、B：ニアシッドシステムを比較する。なお、Aは各時間とも室温から開始した。どちらの溶液もある程度使用したものを用いたが、パラクリーンのほうが使用頻度は少ないものであった。
［実験結果］A：6分間の超音波処理後、表面を歯ブラシで擦り、スチームクリーナーを使用して酸化膜が落ちた。B：2分間のニアシッド処理後、表面を指で擦るだけで酸化膜が落ちた。

そこでこれらの酸処理の効果を比べてみたところ、数分であるが後者のほうが酸化皮膜の落ち方が早かった（**図6-10**）。この結果の受け止め方は、術者の作業スタイルにより違いがあると思われるが、1分を待ち遠しく感じながら作業することが日常的であるとすれば、この時間差は大きく感じるであろう。また使用時の簡便さは他に代えがたい。

酸処理剤は、歯科専用の中性に近いものを使用したとしても、酸の中和には十分な配慮が必要である。

［補足　酸の除去］

通常、酸化皮膜の除去にはさまざまな酸が使用されることが多い。鋳造体の酸浴後、中和溶液にて酸を中和するのであるが、果たして短時間の中和で鋳造体に付着している酸が十分に中和されているのであろうか。簡単な実験を行なった（**図6-11a, b**）。

鋳造巣に入り込んだ酸は容易に除去されず、鋳造体の表層に残っていることがわかった。長期間装着されていたキャストクラウンを撤去したとき、支台歯が崩壊しているありさまをよく目にするが、もし歯科技工操作による残留した酸によってこのことが引き起こされている可能性があるとしたら、われわれはもっと注意を向けるべきではないかと思う。

コアは歯質の深い部分に挿入される。酸処理は、技工操作の簡略を図るための過程とも言える。したがって、その行為が及ぼすリスクを十分に考慮するべきである（**図6-12a, b**）。

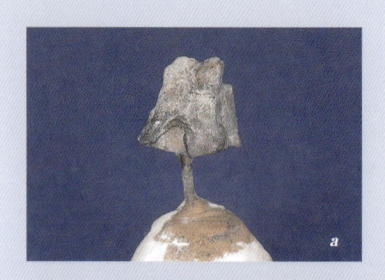

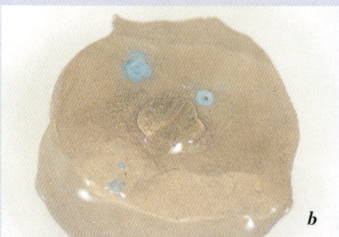

図6-11a 故意に鋳造欠陥をつくったコア。
図6-11b 図6-11aを酸処理後、流水にて洗浄し中和剤に浸した。しばらくすると鋳造巣部分の酸と中和剤が反応し表面に青緑色の腐蝕生成物(化合物)ができる。

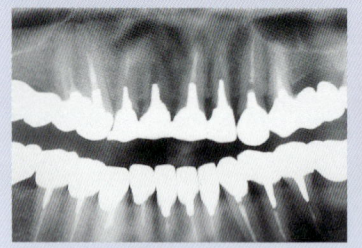

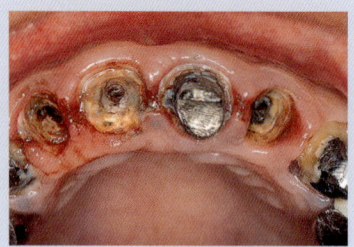

a | b

図6-12a 多数のコアによって維持されている口腔内の補綴物。
図6-12b 図6-12aの補綴物が撤去された後の変色した支台歯。歯根コア中に残留している酸の影響とは言いきれないが、無関係と言えるだろうか？対策は鋳造巣を減らすことであり、鋳造巣のない鋳造体がいかに重要であるか理解できると思う。また中和後、真水にての超音波洗浄も励行すべきである。

Ⅳ. サンドブラスト処理 (図6-13)

酸処理で除去しきれなかった埋没材や酸化膜は、サンドブラスト処理を行なう。サンドブラスターの使用は技工操作において日常的であるが、いまだに鋳造体のマージン部を変形させる危険性をはらんでいる。通常、サンドブラスト処理には酸化アルミナ(図6-14a)またはガラスビーズ(図6-14b)が用いられるが、これらはどのような目的で、どのように使い分けるべきであろうか。

酸化アルミナ(Al_2O_3)は、海、川から採取し粉砕して得られる天然のもので、研磨材としての名称はコランダムである。ガ

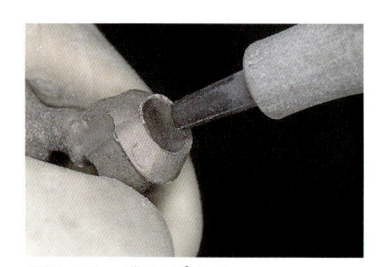

図6-13 サンプル3。

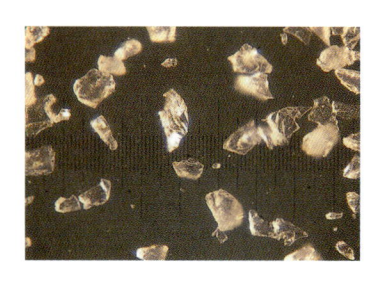

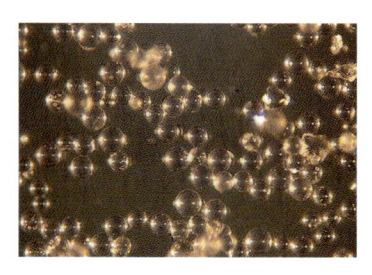

a | b

図6-14a 酸化アルミナの粒子(×105)。
図6-14b ガラスビーズの粒子(×105)。

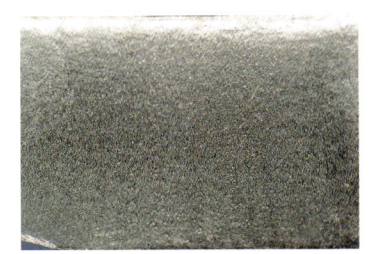

図6-15a ガラスビーズのメタルへの影響を試すため、表面全体をカーボランダムポイントでならした。この後サンドブラスト処理（2気圧）する。

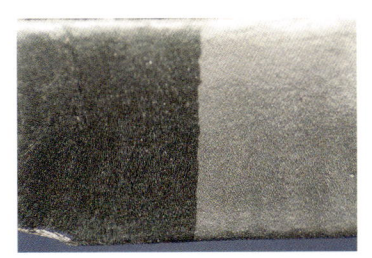

図6-15b あらかじめ反面（左）はビニールテープで被い、ガラスビーズが当たるのを避けた（右：ガラスビーズ面）。

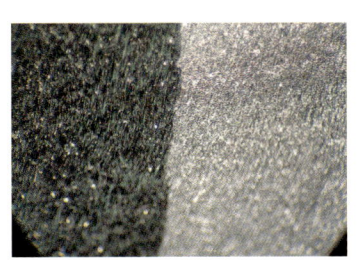

図6-15c *図6-15b* の表面拡大。カーボランダムポイントの傷がなめされている。

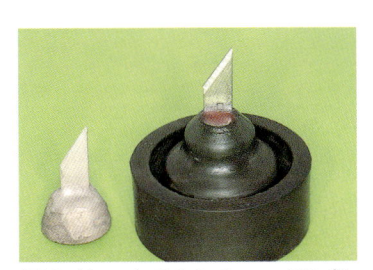

図6-16a クラウンのマージン部のような鋭利な部分を想定して、サンドブラスト処理（2気圧）の影響を観察する。

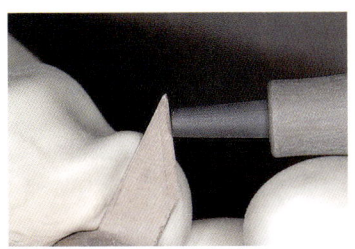

図6-16b ノズルの先をぴったりつけて30秒サンドブラスト処理する。

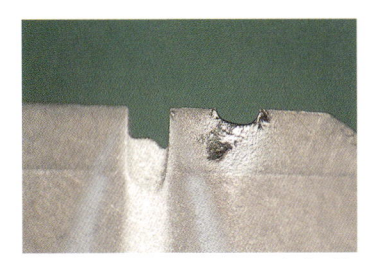

図6-16c サンドブラスト処理後。酸化アルミナ（左）はその削合力の強さで金属を削り取っている。ガラスビーズ（右）はそのダメージで金属を圧延している。

ラスビーズ（SiO_2）に比べて粒形はいびつで、比重が大きい。硬度はダイヤモンドに次いで硬い。

通常、酸化アルミナのダメージが強く思われがちだが本当か？

　鋳造体の外面内面にサンドブラスト処理することは、さほど危険なことではない。しかし、こと辺縁に関しては、この処理に対して非常に苦慮することになる。

　酸化アルミナはリン酸塩系埋没材の除去などに用いる。当然金属へのダメージは想像できるし、とくに、良好な鋳造状態にあるときのリン酸塩系埋没材の除去などは、とても困難である（Ⅱ．参照）。たとえば強酸による除去も考えられるが、酸の使用は危惧される（Ⅲ．参照）。そして他の良い方法は思い当たらない。鋳造体の微細な部分への配慮は必要であるし、短時間で能率良く作業を終えたい。そのためには酸化アルミナの使用が効果的なのではないであろうか（*図6-15a～c、16a～e*）。

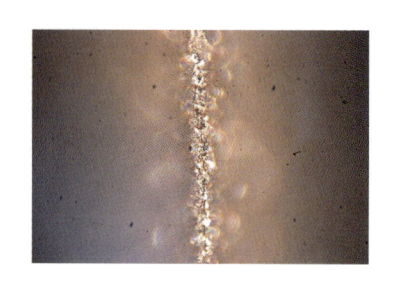

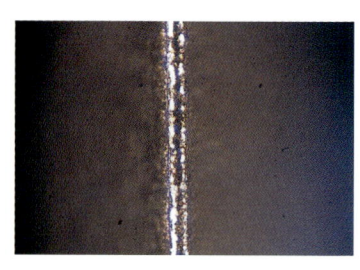

図6-16d、e 図6-16aの刃先全体を酸化アルミナ(**d**)、ガラスビーズ(**e**)にて10秒間サンドブラスト処理(2気圧)したものの拡大写真(×105)。酸化アルミナに比べてガラスビーズでは丸くなる。

d | e

圧延能力
　酸化アルミナ＜ガラスビーズ

切削能力
　酸化アルミナ＞ガラスビーズ

酸化アルミナは短時間での作業が可能
(切削能率が高い)
↓
他の部分への影響が少ない
↓
マージン部(微細な部分)の埋没材の除去などに有利

V. 内面調整 Part 1 (図6-17)

　口腔内において正確な位置にクラウンを装着するためには、内面の適合性も重要な要素である(なぜなら、たとえ模型上においてマージン部が支台歯に高い精度で適合していても、内面の不適合が招く回転や傾斜が、セメンティングの位置をくるわせる可能性があるからである)。したがって、どの接触点を削るべきか良く見きわめ、慎重に内面調整を行なうべきである。

　良好な適合を目指して鋳造までを終えたクラウンでも、つねに無調整で支台歯に納まるとは言いきれない。それはわずかな内面の粗れ・気泡でも、適合作業の障害となるからである。支台を傷つけることのないようマーカーを使用して慎重に内面調整を行なう(*図6-18*)。

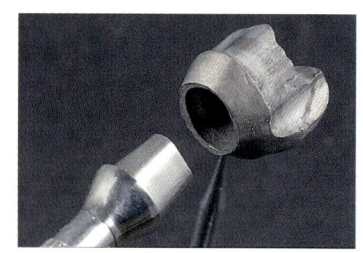

図6-17 サンプル4。

図6-18 内面調整。著者らはマーカーにポスターカラーを使用している。その理由は、濃度の調整が水で手軽に行なえること、マーキングの後に支台歯の洗浄が比較的容易なこと、安価であることなどである。また、調整部の削合には1/2のラウンドバー、#699のフィッシャーバーを用いる。狭窄した部分に気泡などがあれば、さらに小さなサイズのものが必要な場合もある。カーボランダムポイントなどを使用しないのは、削り取るつもりの金属を延ばし新たな不適合要素をつくる危険を避けるためである。切れ味の良いポイントを使い、必要な部分だけを削るよう心がけるべきである。

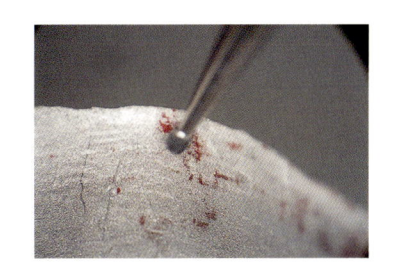

　また、マージン部が短い、あるいは開いているなどの適合状態が悪いクラウンは、つい無造作な内面調整で、維持力のない不適合な補綴物になってしまう。変形がなくマージン部が正確に再現されているクラウンは、内面調整の終着点が明確である。そのためには、この工程までのさまざまなステップが確実に行なわれていることが重要であることは言うまでもない。

　しかしそれでも、認識が浅いがゆえに招く調整不足もかなりの頻度で起こりうる。この場合の調整不足とは、適合作業途中で見切りをつけてしまうことである。今、適合作業を行なっているクラウンが最後にどのような適合状態を示すか、それは適合作業が終了するまでは、パターンを採得した術者にさえわからないことである。たとえ術者が初心者であっても、不適合状態が認められるのであれば、あきらめずに内面調整を続ける姿勢が大切である。

VI. 最終（表面、艶出し）研磨（図6-19）

　修復物の最終研磨では、表面は滑らかで光沢があるようになっていなければならない。単に商品価値を上げるためではなく、その後の金属腐蝕を最小にする。すなわち、艶出しした滑らかな面は清掃しやすく食渣・プラークの蓄積を最小にし、二次カリエス・歯周病を予防する[2]。

　そこで、補綴物の表面研磨の違いが、口腔内でプラークの付着に差が出るのかを調べるための実験を行なった。

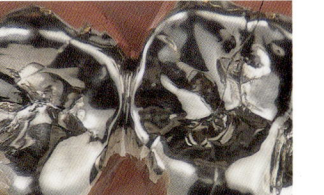

図6-19 サンプル5。

実験1　プラークが付着しやすい研磨面

　上顎口腔内印象よりプラスチックシートでナイトガードを作製し、6 7 部に金属のプレートを貼り付ける。プレートは幅8mm、長さ15mmで、横5mm間隔で近心より青色シリコーンポイント、鏡面仕上げ、茶色シリコーンポイント仕上げの研

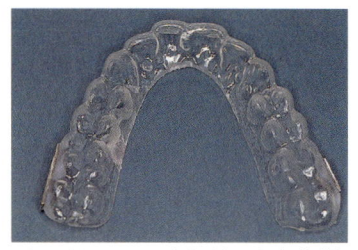

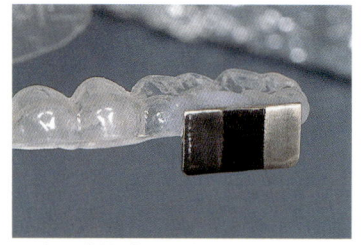

図6-20a、b ナイトガードを作製し6 7部の頬側部にプレートを貼り付けた。研磨面は、左から青色シリコーンポイント、鏡面、茶色シリコーンポイント仕上げとした。　　　　　　　　　　　　　　　　　a|b

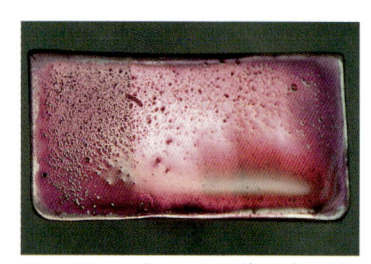

図6-20c プレートに染め出し液を塗布する。

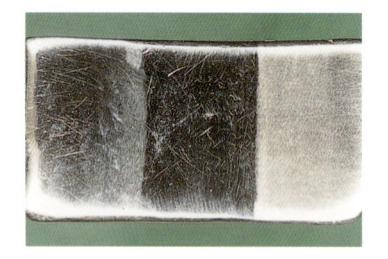

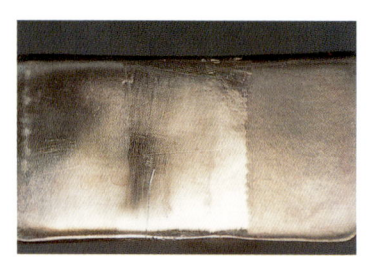

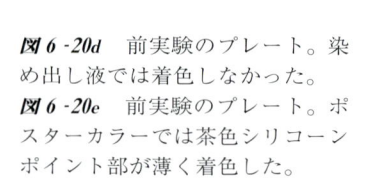

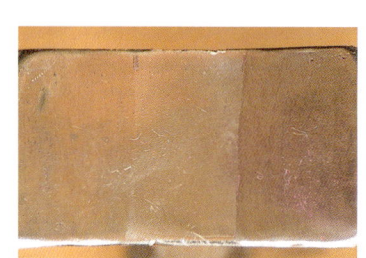

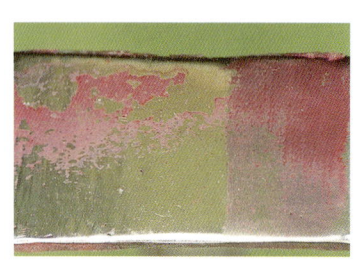

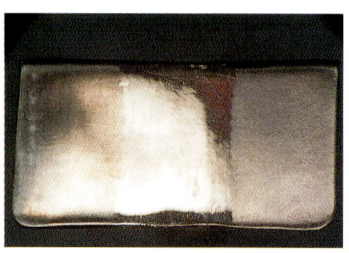

d|e

図6-20d 前実験のプレート。染め出し液では着色しなかった。
図6-20e 前実験のプレート。ポスターカラーでは茶色シリコーンポイント部が薄く着色した。

図6-20f～h 3人の被験者による染め出し実験の結果。いずれも茶色シリコーンポイント仕上げ部分に着色傾向が見られた。　　　　　　　　　　　　　　　　　　　　　　　　　　f|g|h

磨を行なった(**図6-20a, b**)。

　被験者3人が24時間装着し、染め出し液にて着色の様子を観察した。前実験として研磨のみのプレート(口腔内に入れなかったもの)にもポスターカラーおよび染め出し液による着色を試みた(**図6-20c～e**)。

・結果
　①前実験では、ポスターカラーによる着色は、茶色シリコーンポイント仕上げへの着色がわずかに見られた。
　②染め出し液による着色はどの研磨面にも見られなかった。
　③鏡面仕上げ、青色シリコーンポイント仕上げした面に比べ、茶色シリコーンポイントで仕上げた面への着色が著しかった(**図6-20f～h**)。

・考察
①着色は研磨の傷に付いているのではなく、プラークに反応している。
②表面研磨はできるだけ滑沢(青色シリコーンポイント以上)であることが望ましい。
③プラークはわずか24時間以内に付着が始まる。

> **プラークが付着しやすい仕上げ面粗らさ**
> **茶色シリコーン研磨＞青色シリコーン研磨＞鏡面研磨**

では、鏡面研磨した補綴物であっても毎日ブラッシングを行なう口腔内において、鏡面状態はどれほどの間保たれるのであろうか。ブラッシングを想定し、傷が付くまでにかかる時間を歯磨材を使用した場合、歯ブラシのみの場合において調べてみた。

実験2　鏡面仕上げ面の耐久性
〈鏡面仕上げ vs. ブラッシング〉

インゴットを中央部で鏡面仕上げ面と青色シリコーン仕上げ面に分けたものを2個(No.1、No.2)、中央部で鏡面仕上げ面と茶色シリコーン仕上げ面に分けたものを1個(No.3)作製し、境目が明確になるようすべての物に中央部に2点の刻印を入れた(**図6-21a**)。

A：歯磨材を付け歯ブラシで擦った－No.1、No.3(**図6-21b**)。
B：歯ブラシのみで擦った－No.2。

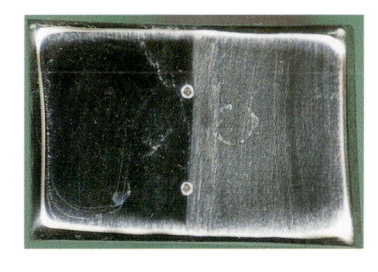

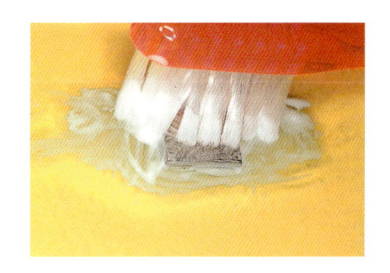

・結果
A：No.1は1分弱で一様な研磨面となった(**図6-21c**)。
　　No.3は20分ブラッシングしたが、研磨傷が残った(**図6-21e**)。

a | b

図6-21a　鋳造前のインゴットを中央部で鏡面仕上げ面と青色シリコーンポイント仕上げ面に分け、境目が明確になるよう中央部に2点の刻印を入れた。
図6-21b　歯磨材を使って、表面をブラッシングする。

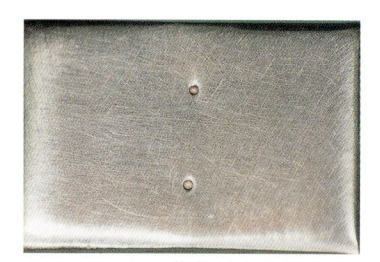

図6-21c　A：歯磨材を使用したものは、1分弱で一様な研磨面となった(No.1)。

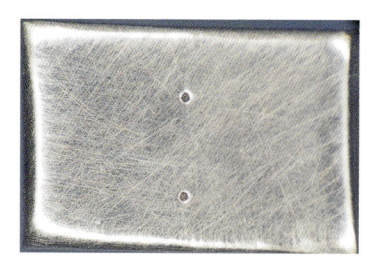

図6-21d　B：歯磨材未使用のものは、5分ほどで一様な研磨面となった(No.2)。

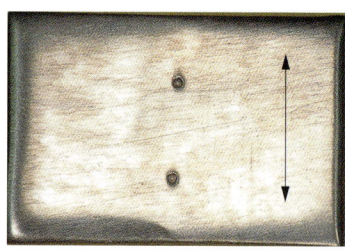

図6-21e　反面を茶色シリコーンポイント仕上げしたもので、歯磨材を使用してブラッシングを行なった。20分ブラッシングしたが茶色シリコーンポイントの傷(縦方向の傷、矢印)が残った(No.3)。

B：No.2は5分ほどで一様な研磨面となった(**図6-21d**)。

・考察

　歯磨材を使用するか否かによる時間の違いは多少あるが、口腔内において補綴物はそれよりはるかに膨大な時間ブラッシングにさらされる。鏡面研磨は技工物の商品的価値を向上させることからもムダな作業とは言いがたいが、この結果を受けその意義が問われるところである。

　現状において鏡面研磨までを要求されているならば、歯科医師に理解を求めるべきではなかろうか。ピカピカは一瞬の光で、その後は意味をなさない。

> ブラッシング後の仕上げ面粗らさ
> 茶色シリコーン研磨＞青色シリコーン研磨≒鏡面研磨

Ⅶ. 内面調整 Part 2 （**図6-22**）

　本章では、補綴物作製の最終工程において各ステップの意味にこだわり検討してみた。どの工程も疎かにはできないが、とりわけ「Ⅴ. 内面調整 Part 1」は本章の内容の中でも表現が困難で、今なおそのテーマの大きさを痛感している。なぜなら、恐らくこの工程は「適合」というとてつもなく大きなテーマを語るうえで、本質部分に関わっているからであろう。

　そこで最後に、サンプル模型を用いた適合調整を実際に行ない、その結果から傾向や対策の表現を試みた。

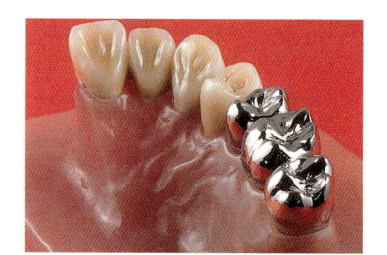

図6-22　サンプル6。

実験3　適合観の違い
・実験内容

　天然歯支台を原形とした作業模型からクラウンを作製し、術

者による内面調整の違いを比べた。

・方法

天然歯2歯(A：上顎小臼歯、B：下顎小臼歯)を支台歯形成し、それぞれ個歯トレーでシリコーン印象を行なう。印象は10個ずつ採得し、同数の石膏模型を作製する(図6-23a、b)。

クラウンの適合条件を整えるため、アズキャストまでのステップは同一人物が行ない、すべての対象模型でワックスアップ、埋没鋳造までを完了させておいた。

10人の被験者により適合作業を行なう。調整時間は10分以内とした。なお、準備したクラウンはある程度の調整難度をもたせるため、埋没材の膨張を少なく設定(W/P0.39＝きつめのクラウンを作製した。W/P0.35＝標準)した。

被験者に対しての要望

① 可能なかぎり日常での作業を再現する。
② ①の条件でジャストフィットを狙う。

・結果

すべてにおいて肉眼レベルでは適合しているようであるが、マイクロスコープレベルにおいて5名はA、Bとも良好な適合状態まで調整できた。残りの5名に関してはA、Bとも調整不足による不適合が認められた。この際、不適合に関してのマージンからの浮き上がり状態は、おおよそではあるが70μm前後であった(図6-23c)。

実験4　内面の接触点

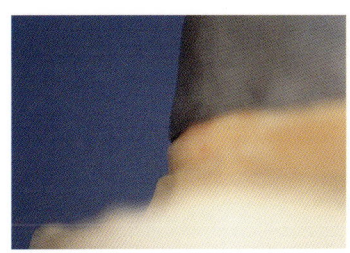

石膏模型の損傷を確認するため、調整不足のクラウンの内面にマーカーを塗布し、原形と石膏模型に戻し接触の箇所を比較する(図6-23d)。

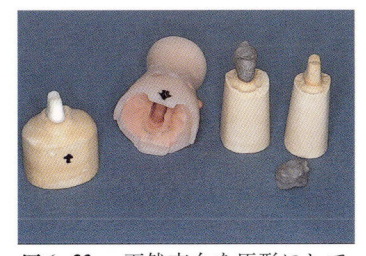

図6-23a 天然支台を原形にして作業模型を作製し、クラウンを鋳造まで完了させておいた。なお、埋没材は急速加熱型。クリストバライト埋没材(PDR)を使用した。

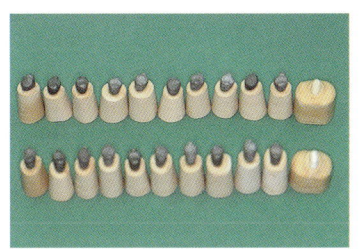

図6-23b 被験者10名がA、B両クラウンの適合調整を行なった。

図6-23c 5名において、わずかに調整不足が認められた。

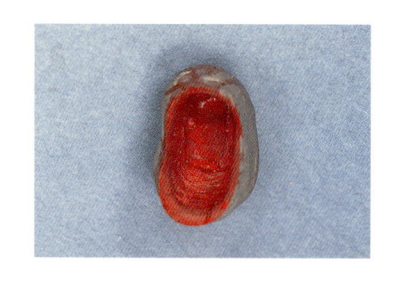

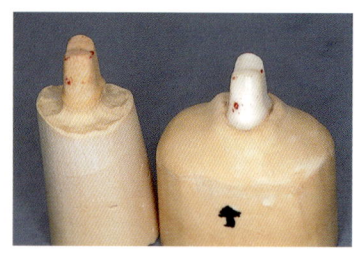

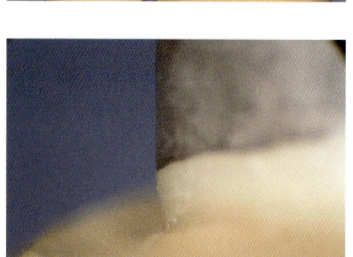

図6-23d 支台の接触点を確認するため、クラウン内面にマーカーを塗布する。
図6-23e 石膏模型・原形の天然歯とも、ほぼ同じ箇所に接触点が認められた。

d | e

f | g

図6-23f, g 石膏模型への適合作業(*f*)が、原形の天然歯にも適合した(*g*)。完了したクラウン。

・結果

マーキングされた箇所は原形・石膏模型ともほぼ同じ場所で、とくに頻度の多い部位としては①軸面膨隆部、②軸面咬合面移行部、③マージンシャンファー部であった(**図6-23e**)。

石膏模型には調整時の損傷はほとんどなかったと考えられ、仮に存在していても有意差を示すほどではなかった。

実験5　内面調整の可能性

石膏模型にマーカーを塗布し、著者らが再度クラウンの内面調整を行なう。

・結果

クラウンのマージンは、模型マージンラインに達した。その時点で、咬合面にもわずかにあたりが出た(**図6-23f, g**)。

・考察

内面調整の終着点は、模型マージンラインとして明確であるはずなのに、その結果は術者により分かれる。その原因は、

a) キャストクラウンの不適合は、術者の調整不足による要素が大きい。
b) 内面の不適合部位ほど支台歯模型の損傷の可能性が大きく、1度のマーカーの塗布だけでなく再度の塗布が必要である。
c) 調整過多による緩みに対する恐れからくる調整不足。
d) 適合の良否の判断は術者の主観に委ねられている。

などが考えられる。

第6章 研磨・完成

図6-24a, b　a：完成後、口腔内にセット直後のクラウン。セメント除去のためのスケーラーの傷が多数見られる。b：口腔内セット後、数日のクラウン。ブラッシングの傷が無数に付いている。補綴物はさまざまな口腔内環境にさらされ、その真価が問われる。補綴修復システム第2ステージの始まりである。

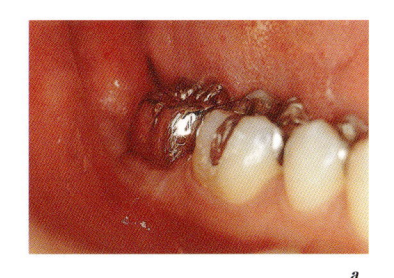

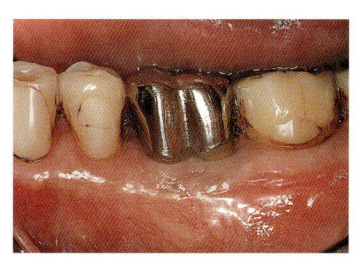

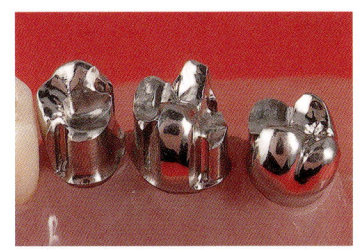

図6-25　サンプル7。

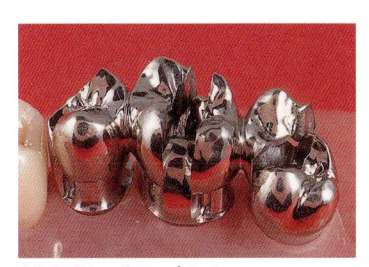

図6-26　サンプル8。

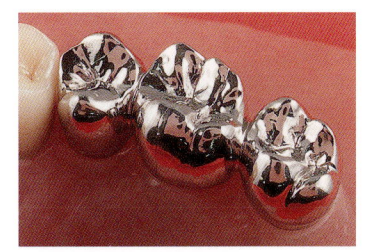

図6-27　サンプル9。

残された数十μmの調整は、ややもすると適合の緩みを招く非常にデリケートな作業であるが、マイクロスコープを使用すれば、その認識はさほど困難なことではない。しかし、今回の実験で示された適合の差は、術者の意識の差の現われと言える。あきらめずに、より精度を高めるための内面調整を日頃から心がけるほかない。

あとがき（図6-25〜27）

1本のクラウンとて、完成度を高めるための要素は限りない。数々のデータや情報が氾濫している中、可能であればみずから基礎実験を重ね技工操作を根拠のあるものとすることが必要であろう。適合作業はそれらが集約されたステップと言えるが、内面調整は直視できない部分を削合する性格上、ややもするとあきらめがちになり、その結果それまで積み重ねたステップでさえ疑ってしまう。

著者らは、「Ⅶ．内面調整 Part 2」においてクラウンの再調整を試みた。パターンの変形を疑いながらの作業であったが、結果は予想外であった。明らかに再調整前より適合精度は向上し、原形に戻した瞬間、それを指先から生々しく感じ取ることができた。このことは、パターンを採得するにあたっての操作上のミスがなかったとは言え、内面調整の重要性を物語っている。得られたデータを消化し臨床へ応用するのは自分自身である。あくまでも貪欲に自身を貫くことを忘れてはならない。

参考文献

1. 森本敏夫：鋳造欠陥を起こさないスプルーイング—従来の鋳造欠陥のウソと実際—. QDT, 20(2), 63〜78, 1995.
2. Phillips, R. W.：最新版スキンナーの歯科材料学（下）. 医歯薬出版, 東京, 1976.

監修を終えて

「QDT」誌上に、「日々の歯科技工操作―基本の重要性とその見直し―」という題で連載を始めたのがちょうど2年前のこと。今回新たに追加・改変し、このような形で1冊の本になったことは、「大阪歯科技工談話会」の一員として、また1人の歯科技工士としてとても嬉しく思います。同時に、出版にあたって多大なご尽力をいただいたクインテッセンス出版「QDT」編集部の三瓶竜男さんに深く感謝いたします。

さて、よく基本が大切といいますが、歯科技工における「基本」とはどういうことなのか、よくわからなくなるときがあるのは私だけでしょうか？　専門学校時代に教わったことが歯科技工における大まかな基本になるとすれば、逆にそれが固定観念となって前進できなくなるときがあるように思います。

十数年前、「談話会」の主宰であるJapan Prosthetic Dental Laboratory代表の重村宏さんに教えていただいた言葉が、今でも私の歯科技工の柱になっています。それは、「臨床家は自分自身以外信じたらあかん」という言葉です。この一言が、私の歯科技工に対する見方を大きく変えたと思います。あまのじゃくと言われるかもしれませんが、"人の言うことは疑ってかかれ"ですね。

本書を最後まで読まれた方は、ほかの本とはどこか違うなぁと感じたのではないでしょうか？　それから本書では、実験が多かったと思いませんか？　そうです、皆、他人の言うことを信用していないのです。基本とは、ややもすれば固定観念につながるのではないでしょうか？

歯科技工とは、発想と固定観念の打破ですね。そして、歯科技工は技術職ですからテクニックは大事ですが、その前に物事をどう捉えるかが重要であると思います。

「基本とは変化するもの」との認識のもと、本書がやる気のある皆様の発想の助けになれば幸いです。

最後に、臨床技工で多忙の中、論文を書き上げた「談話会」の皆様、お疲れさまでした。

平成14年5月

大阪歯科技工談話会
Wans project
西島本周二

quintessence books

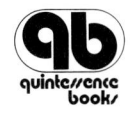

クラウン・ブリッジ
プラクティカル・デンタルテクノロジー
－日常臨床での基本の重要性とその見直し－

2002年6月10日　第1版第1刷発行

web page address　http://www.quint-j.co.jp/
e-mail address : info@quint-j.co.jp

監　　修　　重村　宏／西島本周二
　　　　　　しげむら　ひろし　にししまもとしゅうじ

発　行　人　　佐々木一高

発　行　所　　クインテッセンス出版株式会社
　　　　　　東京都文京区本郷3丁目2番6号　〒113-0033
　　　　　　クイントハウスビル　電話(03)5842-2270(代表)
　　　　　　　　　　　　　　　　(03)5842-2272(営業部)
　　　　　　　　　　　　　　　　(03)5842-2279(書籍編集部)

印刷・製本　　サン美術印刷株式会社

©2002　クインテッセンス出版株式会社　　禁無断転載・複写
Printed in Japan　　　落丁本・乱丁本はお取り替えします
　　　　　　　　　　　　ISBN4-87417-728-X　C3047
定価はカバーに表示してあります